Inhalt

Der Kosmos-Farbcode teilt die Heilsteine anhand ihrer Eigenfarbe in folgende Gruppen ein:

ABK

H: Här

D: Dichte

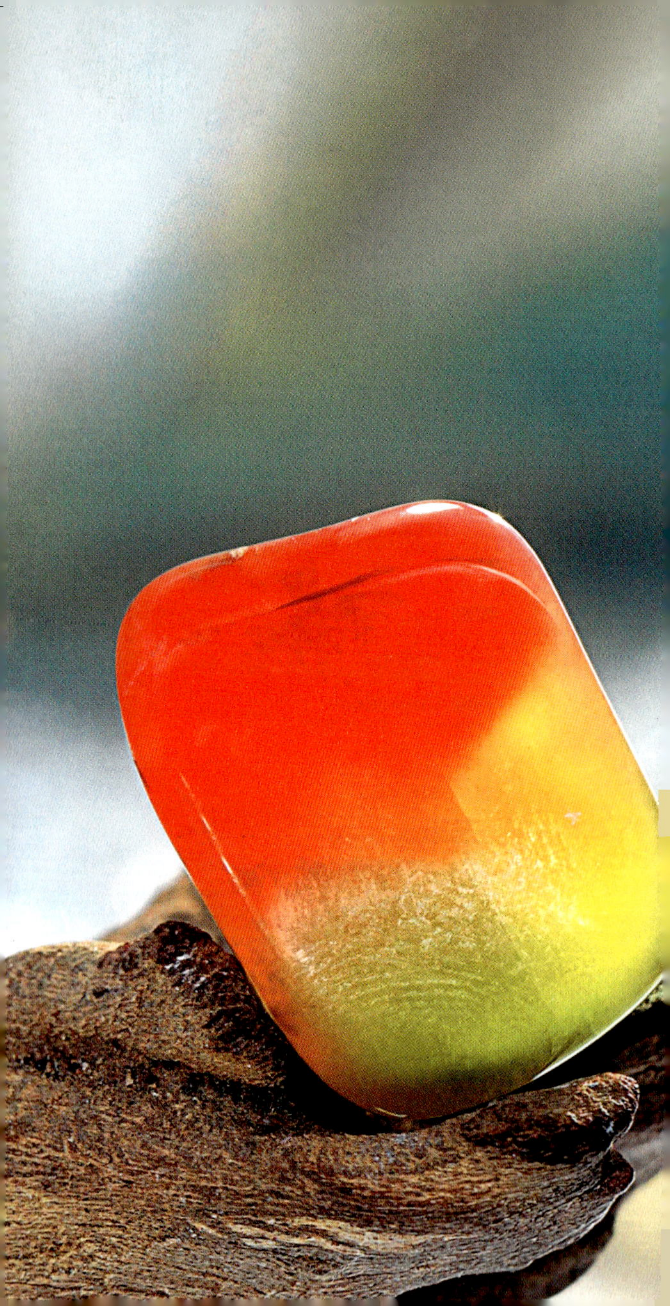

BERNHARD BRUDER

Welcher Heilstein ist das?

KOSMOS

Was sind Heilsteine?

Heilsteine sind Edelsteine, Minerale oder Gesteine, die sich aufgrund ihrer natürlichen Eigenschaften, bedingt durch ihre Entstehung, Struktur, Mineralstoffgehalt oder Farbe, dazu eignen, für medizinische oder therapeutische Zwecke Verwendung zu finden. Obwohl diese Definition auf die meisten der bekannten Minerale zutrifft, so kann ein Stein letztendlich erst dann zu den Heilsteinen gerechnet werden, wenn seine Wirkung bekannt und mehrfach bestätigt ist. Dies bringt jedoch die Verpflichtung mit sich, ausschließlich natürliche und (vom Schliff einmal abgesehen) weitestgehend unveränderte Mineralien und Edelsteine zu verwenden. Ob Rohstein, Kristall oder in verarbeiteter Form, ohne künstliche Veränderung ihrer natürlichen Eigenschaften wirken sie am besten. Daher gehören gefärbte, bestrahlte, rekonstruierte, imitierte oder synthetische Steine nicht in ein Heilsteine-Sortiment.

Die Bestimmungsmethoden

Mithilfe einiger einfacher Bestimmungsmethoden können Sie Minerale und Edelsteine identifizieren. Aber nur wenn die beschriebenen Merkmale wirklich eindeutig bestimmt wurden, können Sie verlässliche Schlussfolgerungen ziehen. Durch die möglichst einfach gehaltene Auswahl an Untersuchungsmethoden stoßen die Erkenntnisse, die Sie gewinnen können, möglicherweise an gewisse Grenzen. Aber lassen Sie sich nicht entmutigen. Oftmals genügt es schon, den ein oder anderen einfachen Test zu machen, um einen Heilstein eindeutig zu bestimmen.

FARBE, GLANZ, ERSCHEINUNGSBILD

Wer Steine gut kennt, kann durch genaues Betrachten eines Steines in vielen Fällen ermessen, ob sein Aussehen typisch oder untypisch ist, ob es im Rahmen des Möglichen liegt oder nicht. Diese subjektiven Kriterien sind jedoch wirklich nur bei guten Kenntnissen brauchbar. Deshalb sollte eine Aussage über einen Stein in jedem Fall durch die folgenden objektiven Kriterien gestützt werden:

RITZHÄRTE (MOHS'SCHE HÄRTE)

Die Ritzhärte oder Mohshärte beschreibt die Widerstandsfähigkeit eines Minerals oder Edelsteins gegen das Ritzen mit harten Gegenständen. Der Wiener Mineraloge Friedrich Mohs stellte hierfür zu Beginn des 19. Jahrhunderts

Die Mohs'sche Härteskala

Härte	Mineral	
1	Talk	
2	Gips	mit dem Fingernagel ritzbar
3	Kalkspat	mit dem Messer ritzbar
4	Fluorit	
5	Apatit	
6	Feldspat	
7	Quarz	
8	Topas	ritzen Glas
9	Korund	
10	Diamant	

eine Härteskala von 1 bis 10 auf, die auch heute noch verwendet wird.

Zur Bestimmung der Ritzhärte wird versucht, die unpolierte Oberfläche oder die frische Bruchstelle eines der Referenzminerale aus der Mohs'schen Härteskala mit dem zu untersuchenden Stein zu ritzen. Die Regel besagt, dass das härtere Mineral das Weichere ritzt, während das Härtere vom Weicheren nicht geritzt wird. Gleich harte Mineralien ritzen sich entweder gegenseitig oder gegenseitig nicht! Geritzt ist das Referenzmineral allerdings nur dann, wenn nach dem Abwischen des Abriebs unter Zuhilfenahme einer Lupe ein deutlicher Kratzer beobachtet werden kann. Fehlt dieser, dann stammte der Abrieb vom untersuchten Stein.

Bei Gesteinen, die in der Regel aus einem Gemenge verschieden harter Minerale bestehen, funktioniert diese Methode nur sehr eingeschränkt.

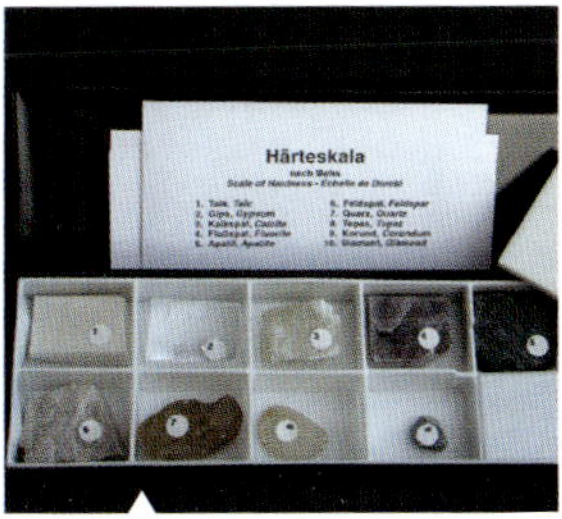

Mineralstücke zur Bestimmung der relativen Härte nach Mohs.

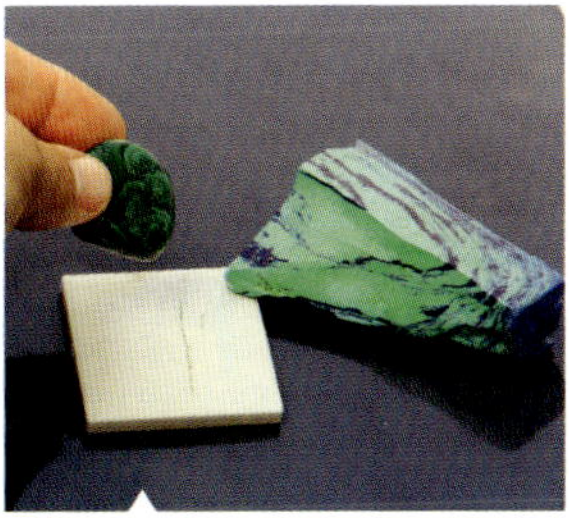

Unglasierte Keramikplatte zur Feststellung der Strichfarbe.

STRICHFARBE

Beim Reiben über eine unglasierte, weiße Porzellanplatte (Strichtafel) wird ein Mineralpulver erzeugt, das einen farbigen Strich hinterlässt. Diese sogenannte Strichfarbe ist für bestimmte Minerale charakteristisch. Bedenken Sie, dass ein Abrieb nur bei Mineralen entstehen kann, die weicher als die Keramikplatte sind. Dies ist bei einer Ritzhärte unter 7 der Fall.

DICHTE (SPEZIFISCHES GEWICHT)

Das spezifische Gewicht gibt das Gewicht im Verhältnis zum Volumen an. Das spezifische Gewicht eines unbekannten Minerals lässt sich mit folgenden einfachen Methoden bestimmen:

Methode 1: Federwaage Der zu testende Stein wird an einen dünnen Faden gebunden und an einer möglichst genauen Federwaage (mind. 0,1 g Ablesegenauigkeit) zunächst in der Luft gewogen. Dann wird er in Wasser getaucht, bis er vollständig bedeckt ist, und erneut gewogen. Tipp: Durch einige Tropfen Spülmittel im Wasser wird die Messgenauigkeit erhöht.
Da das spezifische Gewicht des Wassers ziemlich genau 1 ist, verliert der Stein durch den Auftrieb des Wassers genau so viel an Gewicht, wie das verdrängte Wasservolumen wiegt. Das spezifische Gewicht lässt sich nun durch folgende Formel errechnen:

$$\text{Spezifisches Gewicht} = \frac{\text{(Gewicht in der Luft)}}{\text{(Gewicht in der Luft) - (Gewicht im Wasser)}}$$

Das Gewicht in der Luft geteilt durch die Gewichtsabnahme im Wasser ergibt das spezifische Gewicht.
Mit einer Federwaage können Sie brauchbare Ergebnisse mit einer Genauigkeit von einer Stelle hinter dem Komma erhalten. Sicherheitshalber sollten Sie aber, bevor Sie urteilen, eine Toleranz von ca. ± 10% mit einbeziehen.

Methode 2: hydrostatische Waage Mit hydrostatischen Waagen kann das spezifische Gewicht auch auf die zweite Nachkommastelle genau bestimmt werden. Hierzu kann eine normale Tischwaage mit einer Ablesegenauigkeit von mindestens 0,1 g benutzt werden, die durch einen speziellen Umbau als hydrostatische Waage funktioniert.

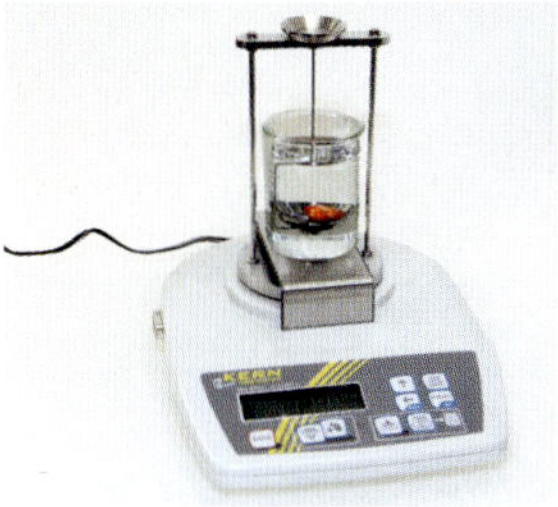

Hydrostatische Waage zur Bestimmung des spezifischen Gewichts (Dichte).

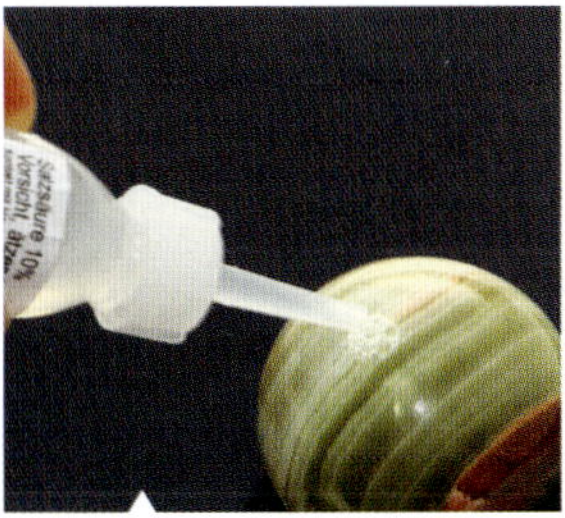

Ein Tropfen 10%ige Salzsäure ruft bei Calcit eine starke Reaktion hervor.

EINSCHRÄNKUNGEN

Bei porösen Steinen lässt sich das spezifische Gewicht nur ungenau ermitteln. Die luftgefüllten Poren können die Bestimmung des spezifischen Gewichts stark verfälschen. Bei Gesteinen, die sich aus verschiedenen Mineralien zusammensetzen, erhält man nur das mittlere spezifische Gewicht aller vorhandenen Mineralien, was einen sehr beschränkten Aussagewert hat.

SÄURETEST

Einige Minerale, in denen Kohlendioxid gebunden ist (sogenannte Carbonatminerale), zeigen charakteristische Reaktionen, wenn sie mit Säuren in Kontakt gebracht werden. Beim Betupfen mit kalter, 10%iger Salzsäure zersetzen sich Calcit, Aragonit, Malachit und viele weitere Carbonatminerale unter CO_2-Entwicklung (»Sprudeleffekt«). Dolomit und Magnesit reagieren nur im pulverisierten Zustand.
Auch Lapislazuli zersetzt sich mit Salzsäure und entwickelt einen charakteristischen Geruch nach faulen Eiern. Um das ursprüngliche Erscheinungsbild der geprüften Steine nicht zu zerstören, sollte dieser Test nur mit winzigen Flüssigkeitsmengen an unauffälligen Stellen erfolgen.

MAGNETISMUS

Mit einem Kompass oder starken Magneten lässt sich leicht prüfen, ob ein Mineral magnetisch ist oder nicht. Die Regel besagt, dass Mineralien, die magnetisch sein sollen, es im vorliegenden Fall aber nicht sind, imitiert sind! Erhöhte Vorsicht ist auch angebracht, wenn bei Mineralien, die von Natur aus nicht magnetisch sind, Magnetismus festzustellen ist.

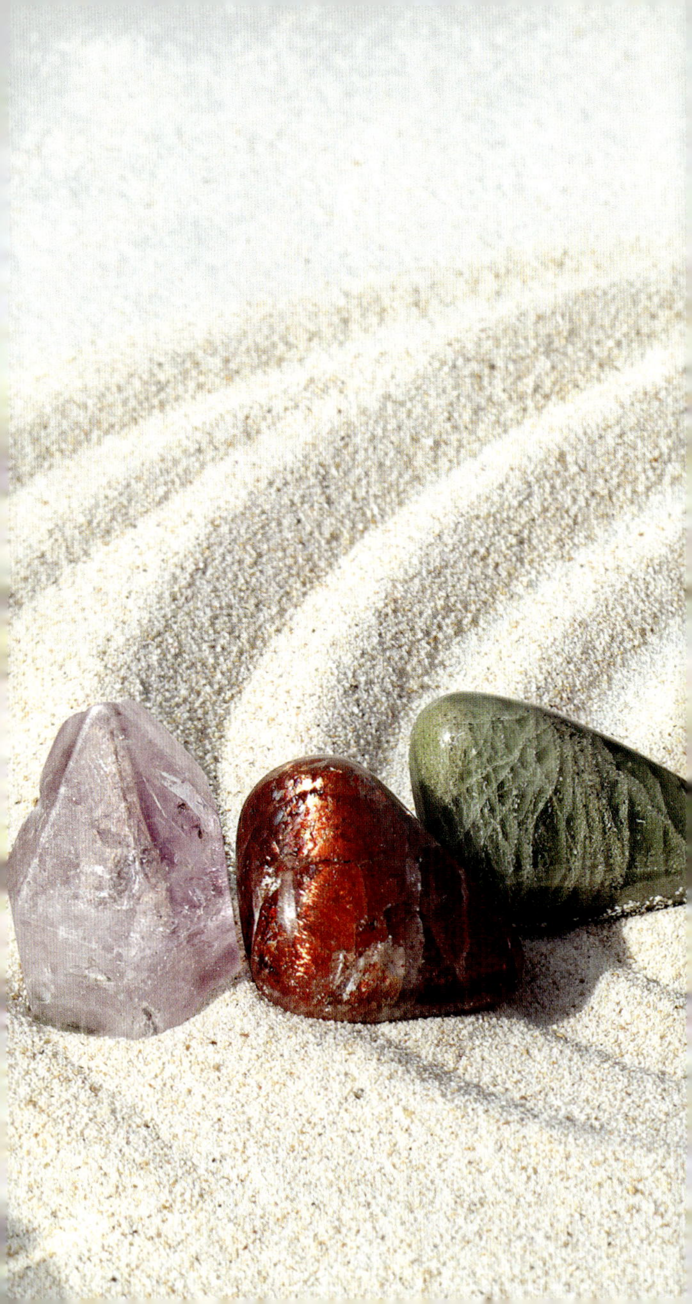

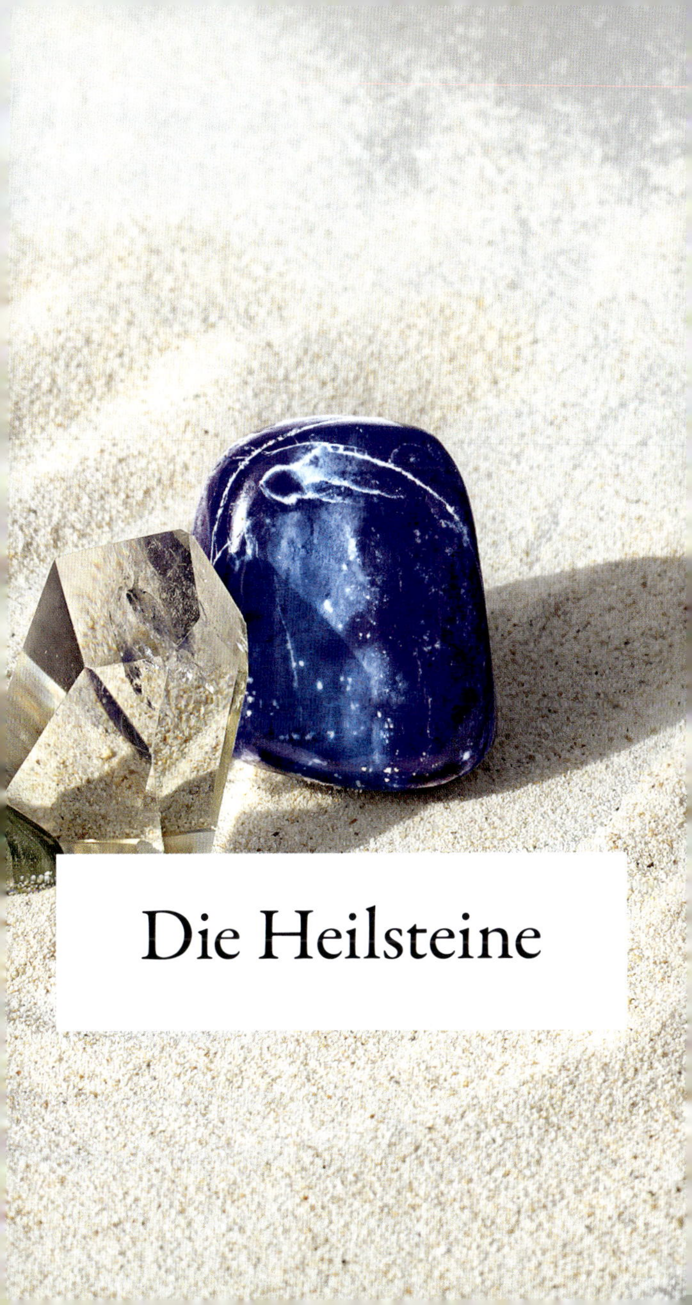

Die Heilsteine

Marienglas (Plattengips)

$CaSO_4 \cdot 2H_2O$

Ähnliche Minerale:
› Calcit (größere H.)
› Halit (salziger Geschmack)

H: 1½–2; D: 2,20–2,40; Farbe: farblos; Transparenz: undurchsichtig; Glanz: Glasglanz bis matt; Spaltbarkeit: ausgezeichnet (sehr vollkommen); Bruch: glatt, plattig; Strichfarbe: weiß. **BESCHREIBUNG** Kristalle prismatisch, tafelig, oft mehrschichtig; auffällig weich (mit dem Fingernagel ritzbar). **VORKOMMEN** Deutschland, Italien, Mexiko, Polen. **STEINHEILKUNDE** Gips hilft bei Stress und sorgt für eine seelische Stabilisierung. **WEITERE FARBVARIETÄTEN** des Minerals Gips auf S. 16, 34.

Halit

NaCl

Ähnliche Minerale:
› von anderen farblosen Mineralen am salzigen Geschmack unterscheidbar

H: 2; D: 2,10–2,20; Farbe: farblos; Transparenz: durchsichtig; Glanz: Glasglanz; Spaltbarkeit: ausgezeichnet (sehr vollkommen); Bruch: spröde; Strichfarbe: weiß. **BESCHREIBUNG** Kristalle würfelig, Aggregate spätig, körnig (auch als Steinsalz S. 34). Wasserlöslich mit typisch salzigem Geschmack. **VORKOMMEN** Weltweit, u. a. in Deutschland, Österreich, Pakistan, Polen, Russland, Schweiz, Nordafrika, USA. **STEINHEILKUNDE** Halit unterstützt die feinstoffliche Reinigung und löst unbewusste Denk- und Verhaltensmuster auf. **WEITERE FARBVARIETÄTEN** des Minerals Halit auf S. 34.

Calcit

$CaCO_3$

Ähnliche Minerale:
› Marienglas/Gips (mit dem Fingernagel ritzbar)
› Bergkristall (größere H.)

H: 3; D: 2,70–2,72; Farbe: farblos (auch gelb, orange, grün, blau); Transparenz: durchsichtig; Glanz: Glasglanz, matt; Spaltbarkeit: sehr gut (vollkommen); Bruch: gerade; Strichfarbe: weiß. **BESCHREIBUNG** Kristalle mit glattem Bruch, oft deutliche Spaltebenen erkennbar. Relativ weich (mit Kupfermünze ritzbar). Reagiert schon mit schwachen Säuren unter Gasentwicklung. **VORKOMMEN** Weltweit, u. a. in Brasilien, China, USA. **STEINHEILKUNDE** Calcit fördert die geistige und körperliche Entwicklung und verbessert den Kalzium-Stoffwechsel. **WEITERE VARIETÄTEN** des Minerals Calcit auf S. 16, 24, 34, 38, 48, 78, 110.

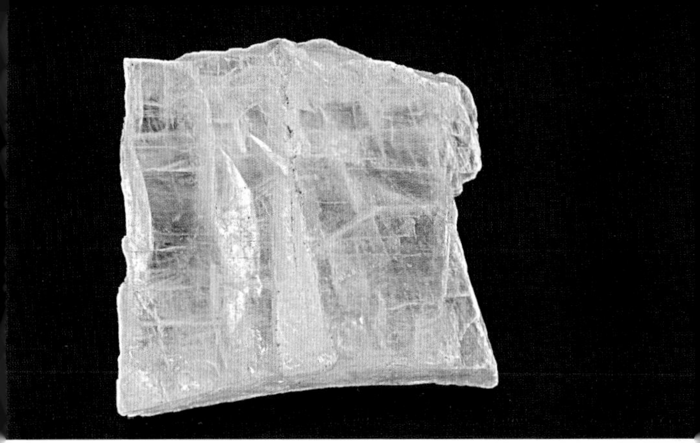

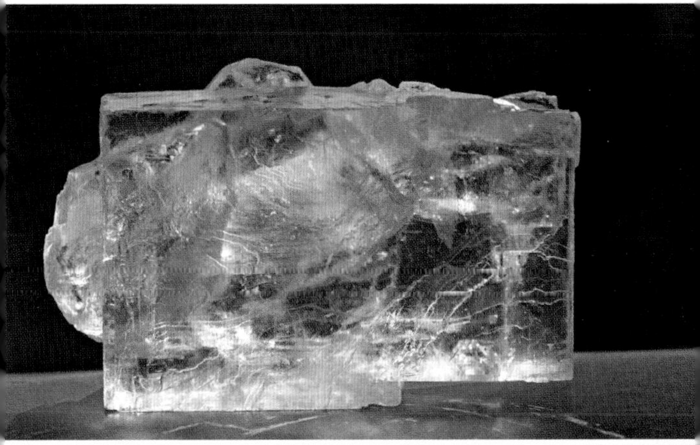

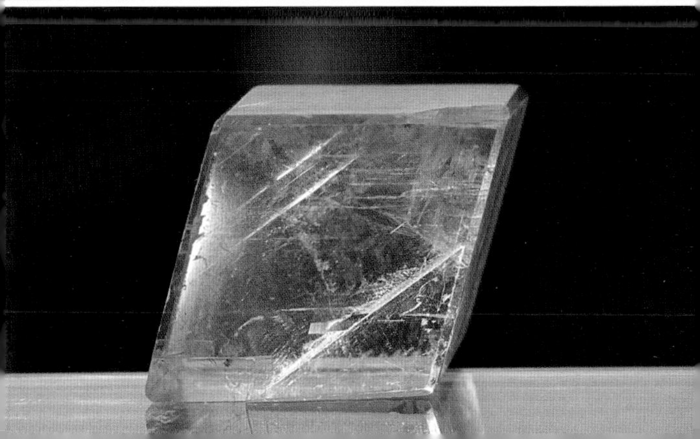

Bergkristall (Kristallquarz)

SiO_2

Ähnliche Minerale und Imitationen:

- › Topas (größere H.)
- › Calcit (geringere H.)
- › Kunstprodukte (Glas, synthetischer Quarz)

H: 7; D: 2,63–2,65; Farbe: farblos (häufig mit farbigen Einschlüssen, Abb. A); Transparenz: durchsichtig bis durchscheinend; Glanz: Glas- bis Fettglanz; Spaltbarkeit: keine; Bruch: muschelig; Strichfarbe: weiß. **BESCHREIBUNG** Kristalle sechsseitig, mit verschieden stark ausgeprägten Kopf- und Seitenflächen. Bergkristalle mit Spitzen an beiden Kristallenden werden »Doppelender« genannt. Solche aus dem Landkreis Herkimer im US-Bundesstaat New York heißen »Herkimer-Quarze« (Abb. B). »Phantomquarze« (Abb. C) zeigen in ihrem Inneren frühere Wachstumsabschnitte, die wie ein Phantom erkennbar blieben. »Skelettquarze« (Elestiale) haben durch schnelles Kantenwachstum hervorstehende Kanten und vertiefte Flächen (Abb. D). **VORKOMMEN** Große Kristalle sind aus Brasilien, Madagaskar und mancherorts in Afrika bekannt. Skelettquarze kommen vor allem aus Marokko und Mexiko, Doppelender aus China und USA (»Herkimer-Kristalle«). Besonders klare Bergkristalle stammen aus USA (Arkansas), den Alpen und dem Himalaya. **STEINHEILKUNDE** Die besonderen Formen und Bildungsweisen des Bergkristalls spielen in der Steinheilkunde eine große Rolle und erlauben eine schier endlose Differenzierung. Allen gemeinsam ist die Verbesserung der Wahrnehmung und eine Steigerung der Klarheit im Denken. Dies hilft, den eigenen Standpunkt besser zu vertreten. **WEITERE FARBVARIETÄTEN** des Minerals Quarz auf S. 28, 52, 96, 106.

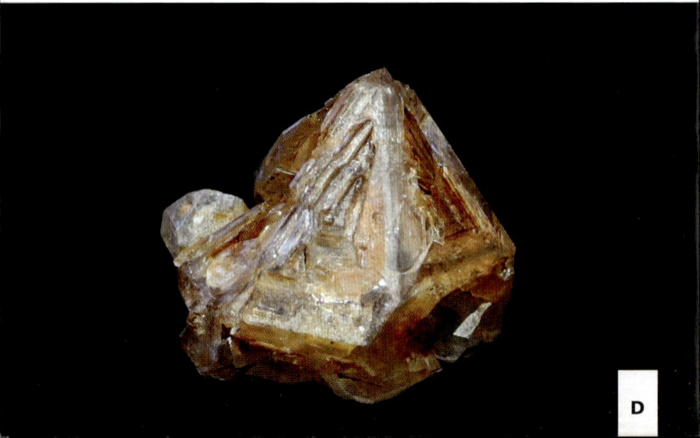

D

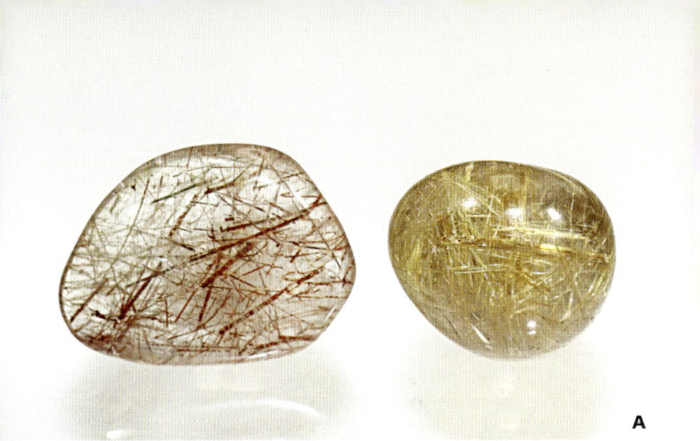
A

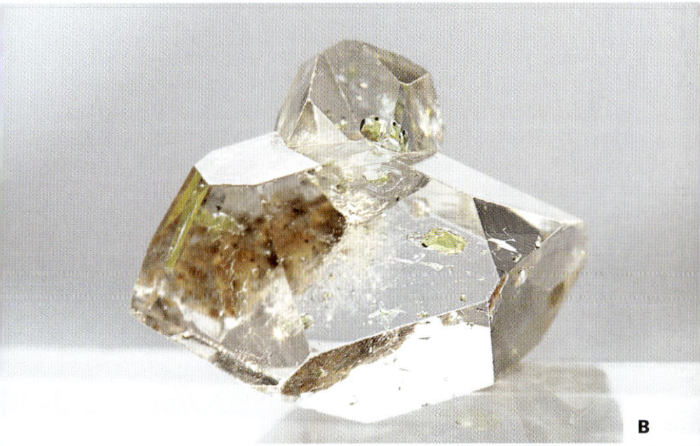
B

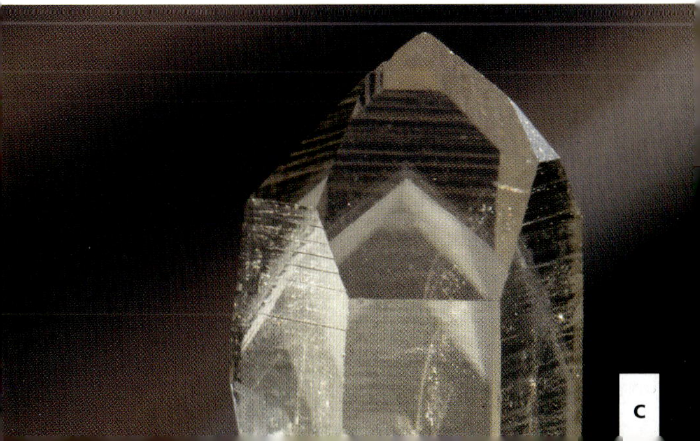
C

Topas

$Al_2[(F,OH)_2/SiO_4]$

Ähnliche Minerale:
- Bergkristall (geringere H. und D.)
- Zirkon (höhere D.)

H: 8; D 3,53–3,54; Farbe: farblos (auch rosa, braun, gelb, hellblau); Transparenz: durchsichtig; Glanz: Glasglanz; Spaltbarkeit: sehr gut (vollkommen); Bruch: uneben; Strichfarbe: keine. **BESCHREIBUNG** Kristalle mit typisch rautenförmigem Grundriss und längsgestreiften Seitenflächen, die in flächenreiche Enden, keilförmige Spitzen oder achtseitige Endflächen auslaufen. Aggregate meist säulig, stängelig oder massig derb. Meist helle Farben von farblos (Silbertopas), zartem Braun oder Rauchgrau (Rauchtopas) bis hin zu hellem Gelb und Goldgelb (Goldtopas S. 46) oder kräftigem Pink (Pinktopas, kleine Abb.). Einschlussfreier, facettierter Topas in blauen Farbtönen (Blautopas) ist in der Regel behandelt (bestrahlt und erhitzt). **VORKOMMEN** Weltweit, größere Vorkommen sind in Australien, Mexiko, Pakistan, Russland, Sri Lanka, USA. **STEINHEILKUNDE** Topas hilft, die eigenen Ziele klar zu erkennen und selbstbestimmt das eigene Leben zu leben. **WEITERE FARBVARIETÄTEN** des Minerals Topas auf S. 46.

Diamant (Kohlenstoff)

C (+ N)

Ähnliche Minerale und Imitationen:
- Bergkristall (z. B. Herkimer-Kristalle)
- Topas (beide besitzen eine geringere H.)
- Kunstprodukte (z. B. Bleiglas, Zirkonia, synthetischer Moissanit)

H: 10; D: 3,47–3,54; Farbe: farblos (auch weiß, grau, blau, grün, gelb – kleine Abb. oben, braun, rosa – kleine Abb. unten, rot); Transparenz: durchsichtig; Glanz: Diamantglanz; Spaltbarkeit: sehr gut (vollkommen); Bruch: muschelig bis splittrig; Strichfarbe: keine. **BESCHREIBUNG** Kristalle klein, kantig, rundlich bis hin zu wohlgeformten Doppelpyramiden mit starkem Glanz. Aggregate körnig. Auf öligen oder fettigen Oberflächen haftend. Diamanten in einem speziellen (Brillant-)Schliff werden Brillanten genannt. **VORKOMMEN** U. a. in Australien, Botswana, Brasilien, Indien, Kanada, Kongo, Namibia, Russland, Südafrika. **STEINHEILKUNDE** Diamant steht für Charakterstärke, Ethik und die Treue zu sich selbst. **WEITERE FARBVARIETÄTEN** des Minerals Diamant auf S. 108.

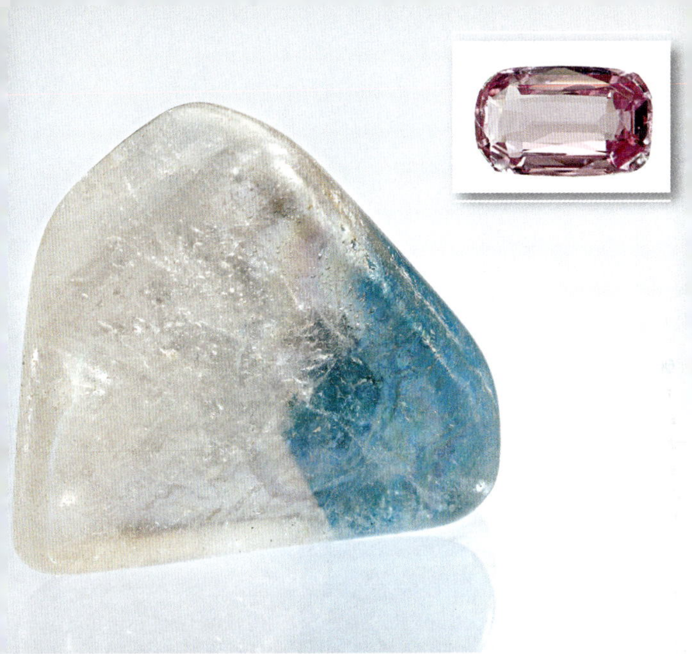
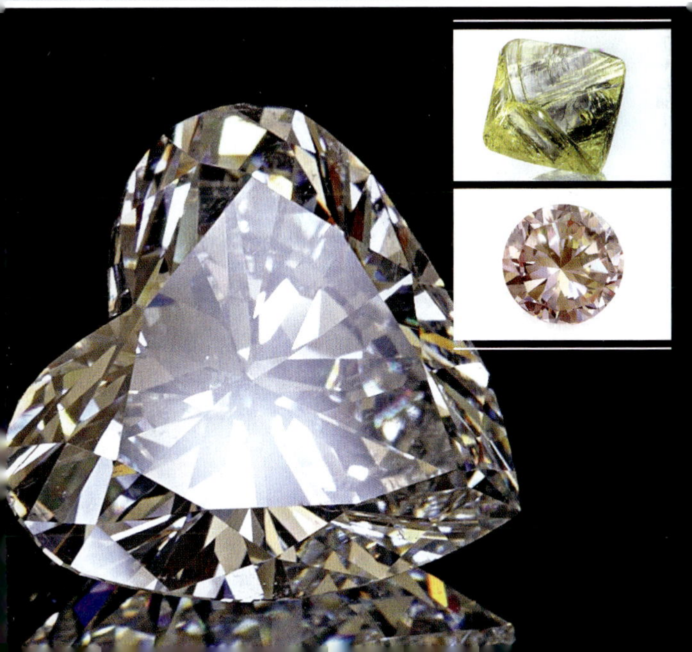

Selenit (Fasergips)

$CaSO_4 \cdot 2H_2O$

Ähnliche Minerale:
› Wegen der faserigen Struktur und der geringen Härte unverwechselbar

H: 1½–2; D: 2,20–2,40; Farbe: weiß, farblos; Transparenz: durchscheinend; Glanz: Seidenglanz; Spaltbarkeit: sehr gut (vollkommen); Bruch: faserig; Strichfarbe: weiß. **BESCHREIBUNG** Aggregate mit deutlich parallelfaseriger Textur ohne erkennbare Kristallformen. **VORKOMMEN** U. a. in Marokko. **STEINHEILKUNDE** Selenit hilft, sich gegen äußere Einflüsse abzuschirmen und festen inneren Halt zu gewinnen. **WEITERE FARBVARIETÄTEN** des Minerals Gips auf S. 10, 34.

Calcit-Marmor

$CaCO_3$

Ähnliche Minerale:
› Marienglas/Gips (mit dem Fingernagel ritzbar)
› Bergkristall (größere H.)

H: 3; D: 2,70–2,80; Farbe: weiß (auch beige, rötlich, grau); Transparenz: durchscheinend; Glanz: Glasglanz; Spaltbarkeit: sehr gut (vollkommen); Bruch: körnig; Strichfarbe: weiß. **BESCHREIBUNG** Gestein mit (grob)körnigem Gefüge, z. T. mit grauen, geschwungenen Linien (marmoriert). Immer durchscheinend. **VORKOMMEN** Weltweit u. a. in Brasilien, China, Griechenland, Italien, Mexiko, Österreich, Schweiz. **STEINHEILKUNDE** Calcit-Marmor eröffnet neue Perspektiven und bringt kreative Problemlösungen. **WEITERE VARIETÄTEN** des Minerals Calcit auf S. 10, 24, 34, 38, 48, 78, 110.

Howlith

$Ca_2(BOOH)_5SiO_4$

Ähnliche Minerale:
› Magnesit
› Dolomit
› Kalkstein
(alle besitzen eine größere D.)

H: 3–3½; D: 2,45–2,54; Farbe: weiß bis beige; Transparenz: undurchsichtig; Glanz: Fettglanz bis matt; Spaltbarkeit: keine; Bruch: uneben, erdig; Strichfarbe: weiß. **BESCHREIBUNG** Aggregate klein, knollig und verfilzt, oft marmoriert und von braunen oder grauen Adern durchzogen. **VORKOMMEN** USA (Kalifornien), Kanada. **STEINHEILKUNDE** Howlith fördert die Selbstständigkeit und regt an, das eigene Leben selbst zu gestalten.

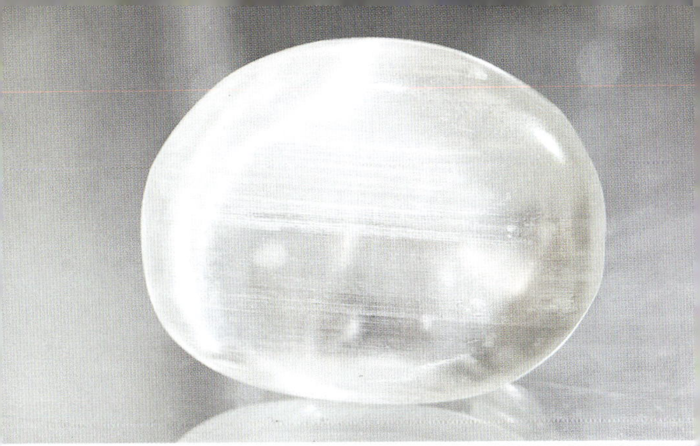
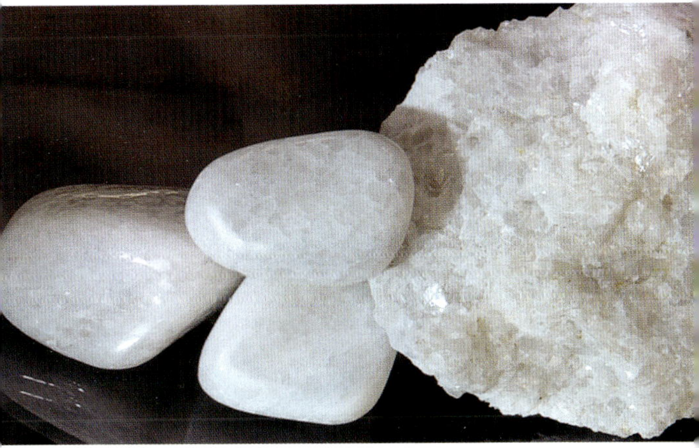
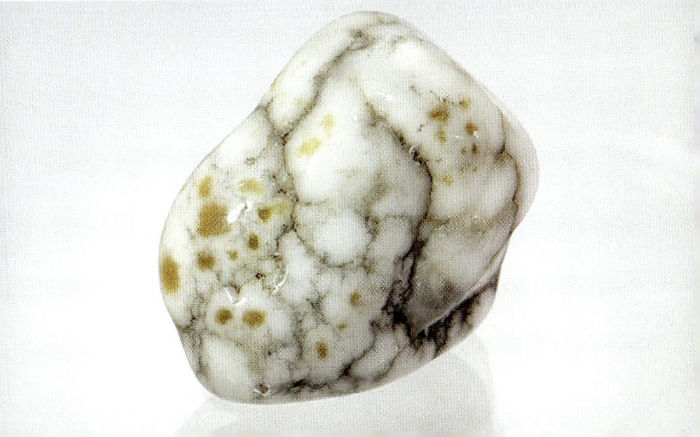

Baryt
$BaSO_4$

Ähnliche Minerale:
› Aragonit
› Calcit
(beide reagieren mit Säuren unter Gasentwicklung)

H: 3–3½; D: 4,5–4,95; Farbe: weiß (auch beige bis braun, blau); Transparenz: durchscheinend bis undurchsichtig; Glanz: Glasglanz; Spaltbarkeit: sehr gut (vollkommen); Bruch: spätig; Strichfarbe: weiß. **BESCHREIBUNG** Aggregate meist derb, grobkristallin oder rosettenartig, blättrig. Durch hohe Dichte auffallend schwer. **VORKOMMEN** Weltweit, u. a. Deutschland, England, Frankreich, Rumänien, Slowakei, USA. **STEINHEILKUNDE** Weißer Baryt vermittelt Stabilität und Sicherheit und hilft, Schüchternheit zu überwinden. **WEITERE FARBVARIETÄTEN** des Minerals Baryt auf S. 36, 84.

Klinoptilolith (Blätterzeolith)
$(Na,K,Ca)_{2-3}Al_3(AlSi)_2Si_{13}O_{36} \cdot 10\ H_2O$

Ähnliche Minerale:
› Meerschaum
› Talk

H: 3½–4; D: 2,09–2,26; Farbe: weiß (auch rötlich, grünlich); Transparenz: durchscheinend bis undurchsichtig; Glanz: Glasglanz bis matt; Spaltbarkeit: sehr gut (vollkommen); Bruch: uneben; Strichfarbe: weiß. **BESCHREIBUNG** Kristalle tafelig, blättrig. Aggregate körnig, pulvrig, derb. **VORKOMMEN** China, Deutschland, Kanada, Österreich, Polen, Türkei, USA. **STEINHEILKUNDE** Klinoptilolith stimmt milde und nachsichtig und fördert erholsamen Schlaf.

Dolomit
$CaMg(CO_3)_2$

Ähnliche Minerale:
› Aragonit
› Calcit
› Magnesit

H: 3½–4; D: 2,80–3,12; Farbe: weiß, grau (auch beige bis braun, rosa bis violett und grün); Transparenz: undurchsichtig; Glanz: Glasglanz; Spaltbarkeit: sehr gut (vollkommen); Bruch: gerade, spröde; Strichfarbe: weiß. **BESCHREIBUNG** Aggregate feinkörnig, manchmal mit versetzten Bänderungen in Schwarz (Zebramarmor, kleine Abb.) oder rotbraun (S. 40). **VORKOMMEN** Brasilien, England, Mexiko, Österreich, Schweiz, Spanien, USA. **STEINHEILKUNDE** Dolomit fördert Geduld und Stabilität im Leben und unterstützt die Selbstfindung. **WEITERE FARBVARIETÄTEN** des Minerals Dolomit auf S. 40.

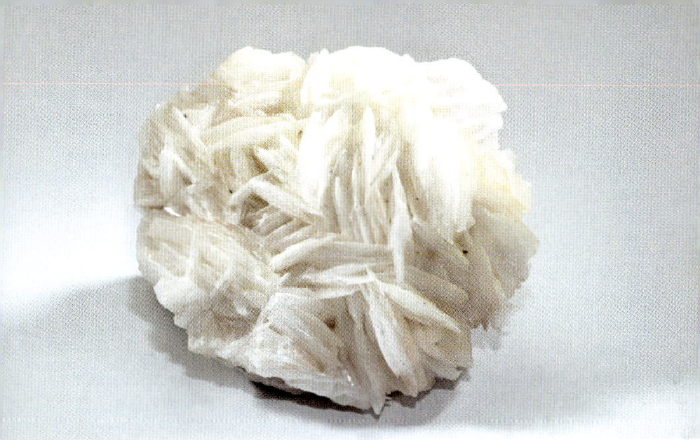

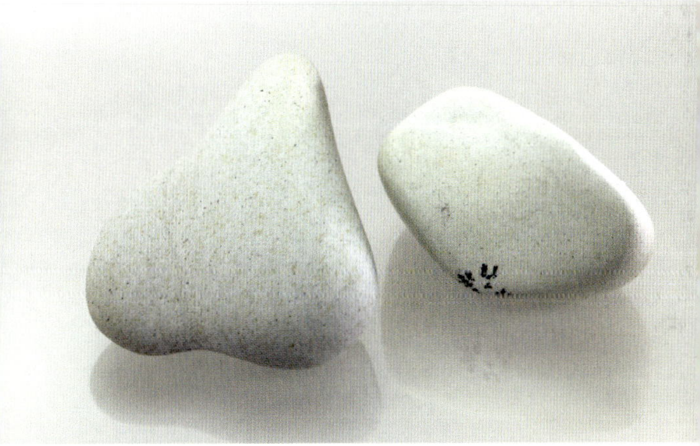

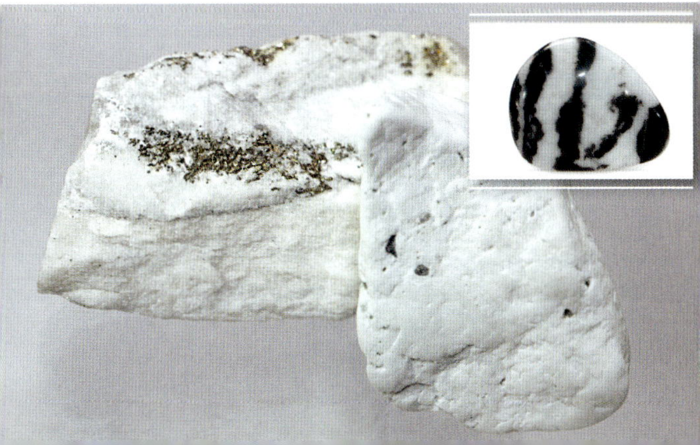

Aragonit

$CaCO_3$

Ähnliche Minerale:
› Calcit
› Dolomit
› Magnesit

H: 3½–4; D: 2,93–2,95; Farbe: weiß (auch braun, hellgrün, blau); Transparenz: durchscheinend bis undurchsichtig; Spaltbarkeit: gut (unvollkommen); Bruch: muschelig, spröde; Strichfarbe: weiß; **BESCHREIBUNG** Aggregate körnig oder strahlig. Reagiert mit Säuren unter Aufbrausen. **VORKOMMEN** U. a. in Mexiko, Österreich, Pakistan, Peru, Spanien, Tschechien. **STEINHEILKUNDE** Weißer Aragonit wirkt stabilisierend bei schnellen Entwicklungen und Veränderungen. **WEITERE FARBVARIETÄTEN** des Minerals Aragonit auf S. 40, 54.

Magnesit

$MgCO_3$

Ähnliche Minerale:
› Howlith (geringere H. und D.)
› Calcit (starke Reaktion auf Säuren)

H: 4–4½; D: 2,66–2,72 (Knolle), 2,96–3,12 (kompakt); Farbe: weiß, grau bis beige (auch grün); Transparenz: undurchsichtig; Spaltbarkeit: sehr gut (vollkommen); Bruch: spätig, uneben; Glanz: Glas- bis Fettglanz; Strichfarbe: weiß. **BESCHREIBUNG** Aggregate spätig, feinkörnig, dicht oder als poröse, unförmige Knollen. Gesteinsbildend oft mit grauen Adern oder linsenförmiger Verteilung (Pinolith, kleine Abb.). **VORKOMMEN** Österreich (Pinolith), Polen, Simbabwe, USA. **STEINHEILKUNDE** Magnesit bringt Gelassenheit und lindert Stress, Ängstlichkeit und Nervosität. **WEITERE FARBVARIETÄTEN** des Minerals Magnesit auf S. 54.

Weißopal (Edelopal)

$SiO_2 \cdot n\ H_2O$

Ähnliche Minerale und Imitationen:
› weißer Labradorit
› synthetischer Opal

H: 5½–6½; D: 1,95–2,25; Farbe: weiß, mit buntem Farbenspiel; Spaltbarkeit: keine; Bruch: muschelig, splittrig; Glanz: Glas- bis Fettglanz; Transparenz: durchscheinend bis undurchsichtig; Strichfarbe: weiß; **BESCHREIBUNG** Aggregate mit weißer bis leicht gelblicher Körperfarbe, immer mit opalisierenden Lichtreflexen. **VORKOMMEN** U. a. in Äthiopien, Australien, Brasilien, Honduras, Indonesien, Türkei, USA. **STEINHEILKUNDE** Weißer Edelopal bringt Lebensfreude und Genuss am Leben. **WEITERE FARBVARIETÄTEN** des Minerals Opal auf S. 24, 36, 80, 102.

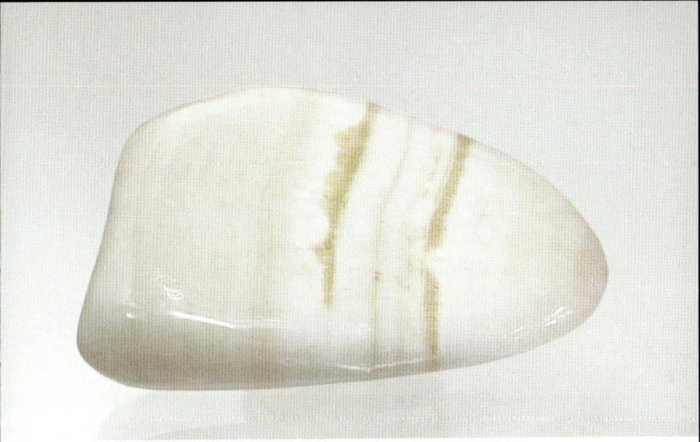

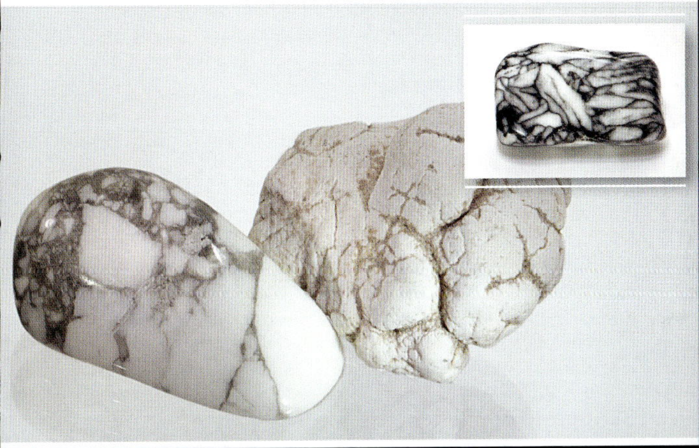

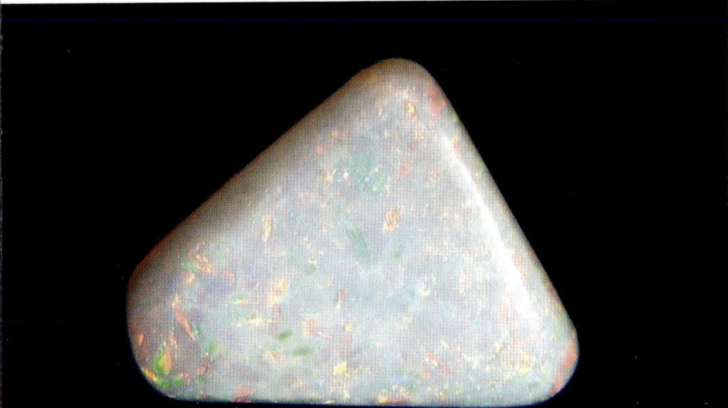

Labradorit

$NaCa[AlSi_3O_8]_3$

Ähnliche Minerale:
› Orthoklas-Mondstein (geringere D. und anderer Lichtschimmer)

H: 6; D: 2,69–2,72; Farbe: weiß mit buntem Flächenschiller; Transparenz: durchsichtig bis undurchsichtig; Glanz: Glas- bis Perlmuttglanz; Spaltbarkeit: sehr gut (vollkommen); Bruch: glatt, splittrig; Strichfarbe: weiß. **BESCHREIBUNG** Aggregate spätig, oft mit mehrfarbigem Flächenschiller, auch gesteinsbildend. Gelegentlich sind parallele Lamellen- oder Rissstrukturen erkennbar. **VORKOMMEN** Finnland, Indien, Kanada, Madagaskar. **STEINHEILKUNDE** Weißer Labradorit verbessert die Feinfühligkeit und Empfindungsfähigkeit. **WEITERE FARBVARIETÄTEN** des Minerals Labradorit auf S. 104.

Mondstein (Feldspat)

$KAlSi_3O_8$ (+ Ca, Na, Fe)

Ähnliche Minerale:
› Girasol-Opal
› Girasol-Quarz
› Selenit (Fasergips)

H: 6–6½; D: 2,56–2,62; Farbe: weiß bis gelblich oder grünlich (auch braun, schwarz); Transparenz: durchscheinend bis undurchsichtig; Glanz: Glasglanz; Spaltbarkeit: sehr gut (vollkommen); Bruch: uneben; Strichfarbe: weiß. **BESCHREIBUNG** Sammelbezeichnung für Feldspäte mit einfarbig weißem oder blauem Lichtschimmer. Aggregate dicht oder spätig. **VORKOMMEN** Australien, Brasilien, Indien, Madagaskar, Myanmar, Sri Lanka, Tansania, USA. **STEINHEILKUNDE** Mondstein fördert Einfühlungsvermögen, Intuition und Gefühlstiefe.

Schneequarz (Quarzit)

SiO_2

Ähnliche Minerale:
› Calcit-Marmor
› Dolomit-Marmor
› weißer Chalcedon
› weißer Achat (Friedensachat)

H: 7; D: 2,64–2,66; Farbe: schneeweiß; Transparenz: durchscheinend; Glanz: Glas- bis Fettglanz; Spaltbarkeit: keine; Bruch: muschelig, splittrig; Strichfarbe: weiß. **BESCHREIBUNG** Gestein aus grobkörnig miteinander verzahnten Quarzkörnern (siehe auch Aventurin-Quarz S. 72, 88). **VORKOMMEN** Weltweit, u. a. im Alpenraum, China. **STEINHEILKUNDE** Schneequarz ermöglicht eine sachliche Kommunikation und fördert eine neutrale Geisteshaltung. **WEITERE FARBVARIETÄTEN** des Gesteins Quarzit auf S. 72, 90.

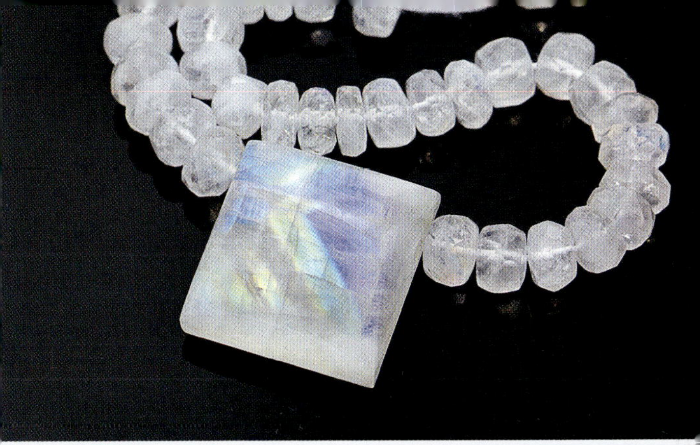
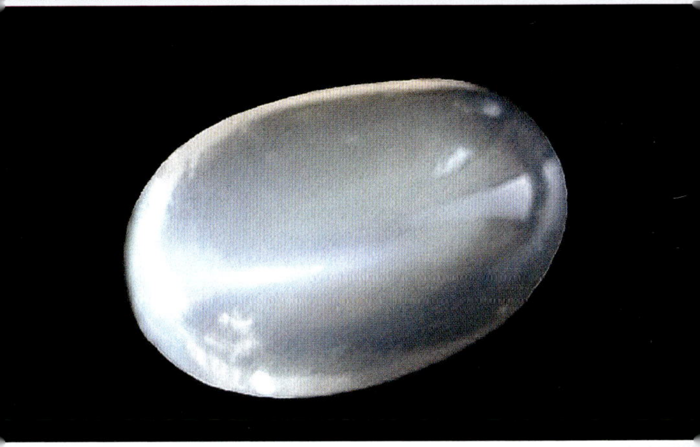
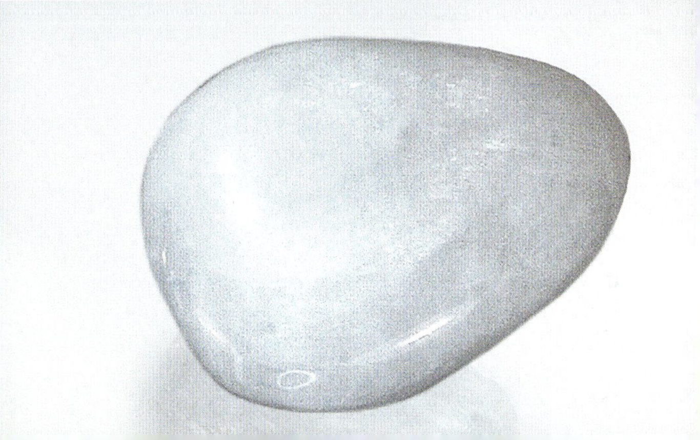

Mangano-Calcit

$CaCO_3$ (+ Mn)

Ähnliche Minerale:
› Petalit
› Pinkopal
› Rhodochrosit
› Rosenquarz
(alle besitzen eine größere H.)

H: 3; D: 2,80–2,82; Farbe: hellrosa; Transparenz: durchscheinend; Glanz: Glasglanz, seltener Fettglanz, mitunter auch matt; Spaltbarkeit: sehr gut (vollkommen); Bruch: gerader Bruch; Strichfarbe: weiß. **BESCHREIBUNG** Kristalle mit glattem Bruch, oft deutliche Spaltebenen erkennbar. Relativ weich (mit Kupfermünze ritzbar). Reagiert mit schwachen Säuren unter Gasentwicklung. **VORKOMMEN** Weltweit, u. a. in Brasilien, China, Mexiko. **STEINHEILKUNDE** Mangano-Calcit macht freundlich und fördert die Hilfsbereitschaft. **WEITERE VARIETÄTEN** des Minerals Calcit auf S. 10, 16, 34, 38, 48, 78, 110.

Rhodochrosit

$MnCO_3$

Ähnliche Minerale:
› Mangano-Calcit (geringere H. und D.)
› Rhodonit (höhere H. und D.)

H: 4; D: 3,30–3,72; Farbe: rosa- bis himbeerrot; Transparenz: durchsichtig bis undurchsichtig; Glanz: Glasglanz bis matt; Spaltbarkeit: sehr gut (vollkommen); Bruch: gerade; Strichfarbe: weiß. **BESCHREIBUNG** Kristalle nur klein, Aggregate massig, nierig-traubig oder stalaktitisch, oft von hellen Bändern durchzogen. **VORKOMMEN** Argentinien, Deutschland, Peru, Südafrika, USA (Colorado). **STEINHEILKUNDE** Rhodochrosit macht lebendig, aktiv, dynamisch und intensiviert Erotik und Sexualität.

Pinkopal (Andenopal)

$SiO_2 \cdot H_2O$

Ähnliche Minerale:
› rosarote Chalcedon-Varietäten (höhere D.)

H: 5–6; D: 1,95–2,55; Farbe: hellrosa; Transparenz: durchscheinend bis undurchsichtig; Glanz: Glas- bis Fettglanz; Spaltbarkeit: keine; Bruch: muschelig, splittrig; Strichfarbe: weiß. **BESCHREIBUNG** Aggregate knollig, stalaktitisch oder nierig-traubig sowie als Adern, Spalten- und Hohlraumfüllungen im Gestein. **VORKOMMEN** In Mexiko, Peru und Türkei. **STEINHEILKUNDE** Pinkopal verstärkt die Herzlichkeit und vermindert Hemmungen und Schüchternheit. **WEITERE FARBVARIETÄTEN** des Minerals Opal auf S. 20, 36, 80, 102.

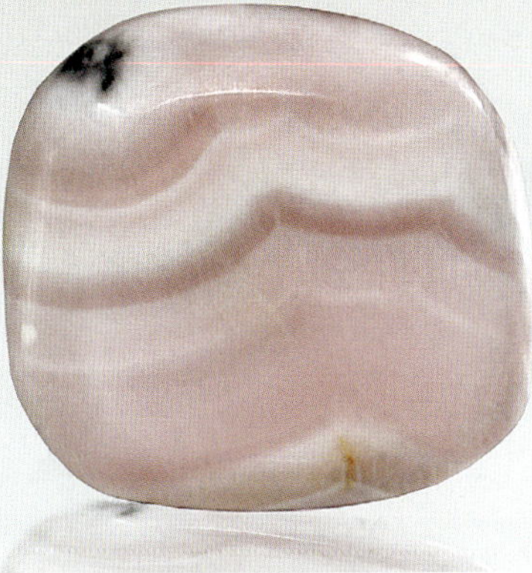
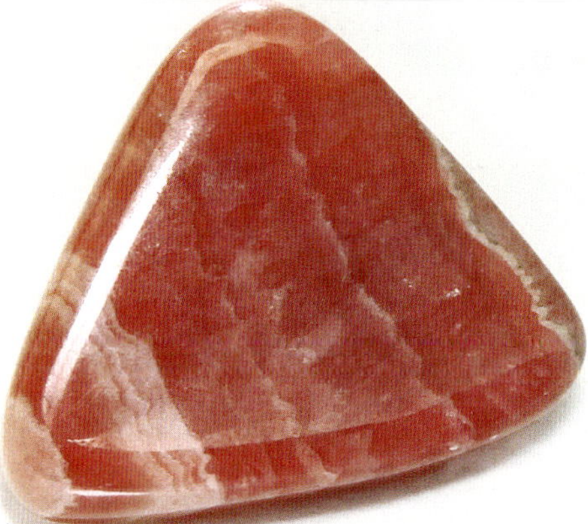
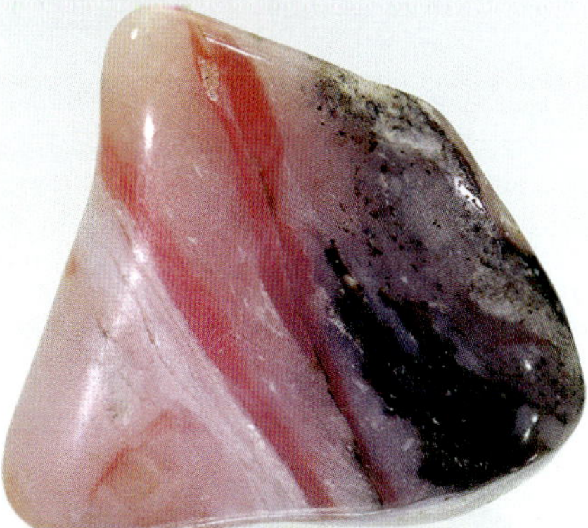

Rhodonit

$CaMn_4[Si_5O_{15}]$

Ähnliche Minerale:
- Rhodochrosit (geringere H.)
- Thulit (größere H.)

H: 5½–6½; D: 3,57–3,76; Farbe: rosa- bis himbeerrot; Transparenz: durchscheinend bis undurchsichtig; Glanz: Glasglanz; Spaltbarkeit: sehr gut (vollkommen); Bruch: uneben; Strichfarbe: weiß. **BESCHREIBUNG** Kristalle selten, Aggregate derb, körnig und dicht, teilweise mit schwarzen Manganoxiden. **VORKOMMEN** U. a. in Australien, Madagaskar, Peru, Russland, Tansania, USA (Kalifornien). **STEINHEILKUNDE** Rhodonit hilft, bei Unfall, Schock und Panik geistig klar und bewusst zu bleiben.

Petalit

$LiAl[Si_4O_{10}]$

Ähnliche Minerale:
- Pinkopal (geringere D.)
- Rosenquarz
- rötlicher Feldspat (beide größere Dichte)

H: 6–6½; D: 2,30–2,50; Farbe: hellrosa (auch farblos bis gelb); Transparenz: durchscheinend bis undurchsichtig; Glanz: Glas- bis Perlmuttglanz; Spaltbarkeit: sehr gut (vollkommen); Bruch: uneben; Strichfarbe: weiß. **BESCHREIBUNG** Kristalle dicktafelig bis kurzsäulig, Aggregate derb, spätig, blättrig, körnig oder dicht. **VORKOMMEN** Brasilien, Namibia, Simbabwe, Schweden. **STEINHEILKUNDE** Petalit erleichtert die Verarbeitung vergangener Erfahrungen und hilft, Beziehungen zu verbessern.

Kunzit (Spodumen)

$LiAl[Si_2O_6]$

Ähnliche Minerale:
- Morganit (Beryll)
- Rosenquarz
- Saphir (Korund)
- Topas
- Turmalin

H: 6½–7; D: 3,00–3,24; Farbe: blass bis intensiv rosa oder rosaviolett; Transparenz: durchsichtig bis undurchsichtig; Glanz: Glasglanz; Spaltbarkeit: sehr gut (vollkommen); Bruch: uneben; Strichfarbe: weiß. **BESCHREIBUNG** Kristalle prismatisch mit vertikal gestreiften Seitenflächen. Aggregate plattig bis stängelig. **VORKOMMEN** Afghanistan, Brasilien, Madagaskar, USA. **STEINHEILKUNDE** Kunzit verbessert das Einfühlungsvermögen und hilft bei Kontaktschwierigkeiten. **WEITERE FARBVARIETÄTEN** des Minerals Spodumen auf S. 58.

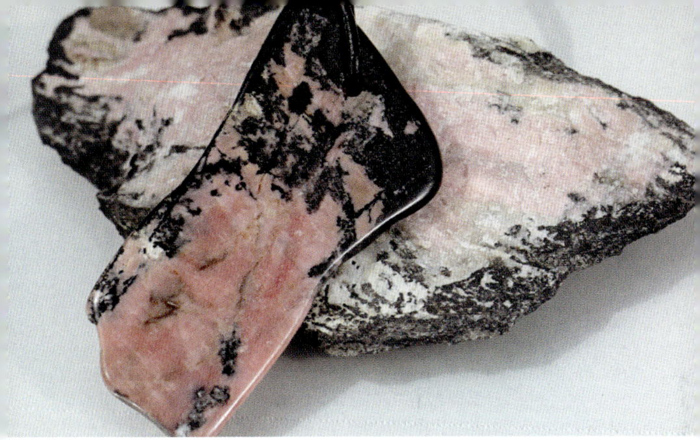
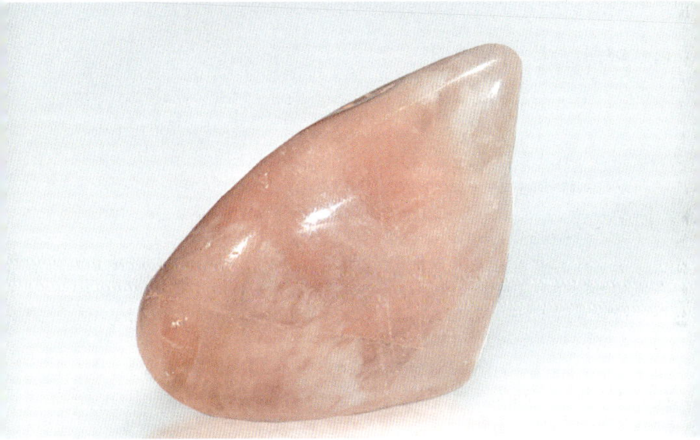
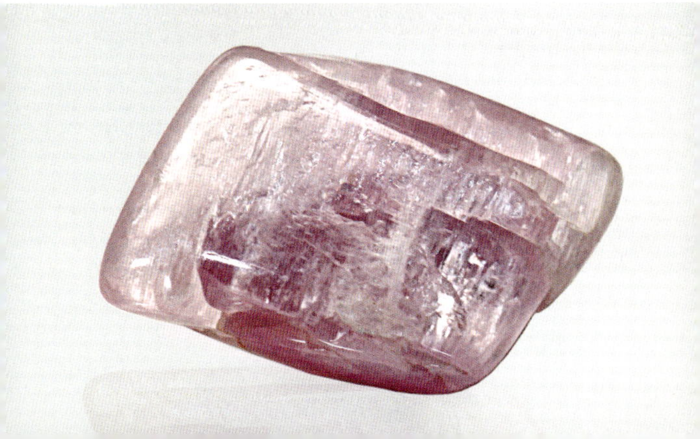

Rosenquarz (Kristallquarz)

SiO_2 (+ Ti)

Ähnliche Minerale:
- Kunzit
- Morganit
- Petalit
- Pinkopal

H: 7; D: 2,63–2,65; Farbe: hellrosa; Transparenz: durchsichtig bis durchscheinend; Glanz: Glas- bis Fettglanz; Spaltbarkeit: keine; Bruch: muschelig, splittrig; Strichfarbe: weiß. **BESCHREIBUNG** Aggregate derb, massig. Geschliffen manchmal mit sechsstrahligem Lichtstern (Stern-Rosenquarz). **VORKOMMEN** Brasilien, Madagaskar, Namibia, Norwegen, USA. **STEINHEILKUNDE** Rosenquarz steigert die Liebesfähigkeit. **WEITERE FARBVARIETÄTEN** des Minerals Quarz auf S. 12, 52, 96, 106.

Morganit (Beryll)

$Al_2Be_3[Si_6O_{18}]$

Ähnliche Minerale:
- Kunzit
- Rosenquarz

H: 7½–8; D: 2,80–2,90; Farbe: hellrosa, bräunlich rosa bis pink; Spaltbarkeit: gut (unvollkommen); Bruch: uneben, splittrig; Glanz: Glasglanz; Transparenz: durchscheinend bis durchsichtig; Strichfarbe: weiß. **BESCHREIBUNG** Kristalle mit sechsseitigem Umriss. Häufiger im Gestein eingewachsene derbe Stücke, die in splittrige Fragmente brechen. **VORKOMMEN** Afghanistan, Brasilien (Minas Gerais), Madagaskar, USA (Kalifornien). **STEINHEILKUNDE** Morganit hilft, Stress, Leistungsdruck, Selbstwichtigkeit und Fluchtgewohnheiten abzulegen **WEITERE FARBVARIETÄTEN** des Minerals Beryll auf S. 52, 58, 74, 82.

Thulit (Zoisit)

$(Ca,Mn)_2Al_3[O/OH/SiO_4/Si_2O_7]$

Ähnliche Minerale:
- Piemontit
- Rhodonit (geringere H.)

H: 6–7; D 3,09–3,36; Farbe: hellrosa, bräunlich rosa bis pink; Transparenz: durchscheinend bis undurchsichtig; Glanz: Glas- bis Perlmuttglanz; Spaltbarkeit: sehr gut (vollkommen); Bruch: uneben; Strichfarbe: weiß. **BESCHREIBUNG** Fast immer körnige bis feinkörnig-dichte Massen in Gestein mit fleckiger Farbverteilung. **VORKOMMEN** Australien, Italien, Norwegen, USA. **STEINHEILKUNDE** Thulit macht Lust, Neues auszuprobieren, und regt Romantik, Sinnlichkeit und Sexualität an. **WEITERE FARBVARIETÄTEN** des Minerals Zoisit auf S. 66, 90.

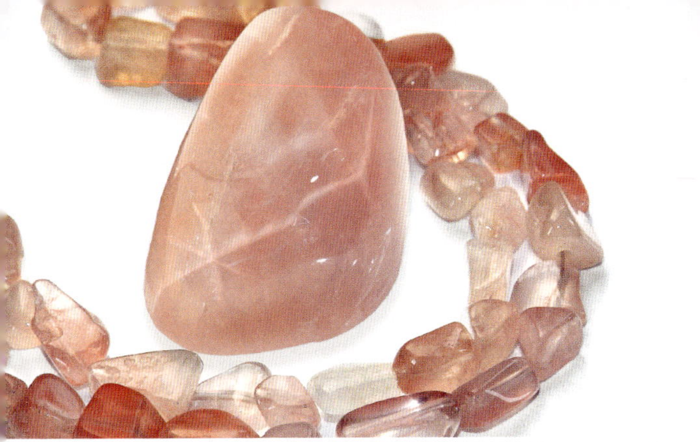

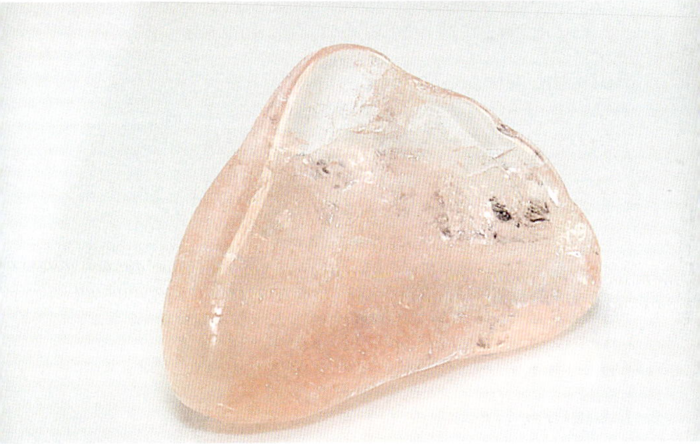

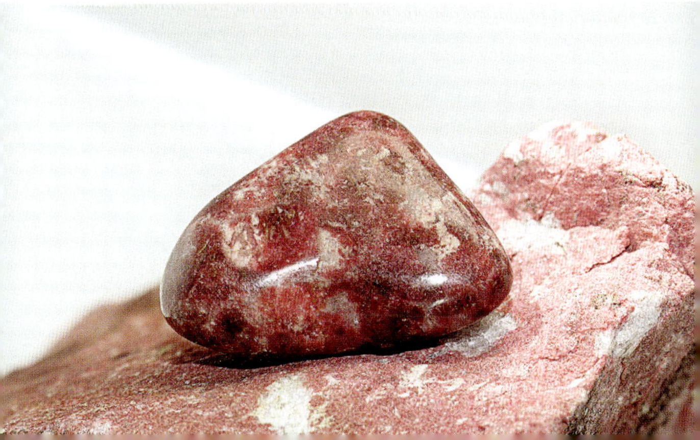

Jaspis (mikrokrist. Quarz)

SiO_2 + Fe

Ähnliche Minerale und Imitationen:
- Chalcedon (durchscheinend)
- Kunstprodukte (Glas, Keramik)

H: 6½–7; D: 2,58–2,91; Farbe: ziegelrot (auch gelb, beige, braun, grün, mehrfarbig); Transparenz: undurchsichtig; Glanz: Glas- bis Fettglanz oder matt; Spaltbarkeit: keine; Bruch: muschelig, rau, uneben; Strichfarbe: weiß. **BESCHREIBUNG** Aggregate körnig, dicht. Oft mit hellen Quarzadern durchzogen oder in Fragmente zerbrochen (Brekzienjaspis, kleine Abb.). **VORKOMMEN** Australien, Brasilien, Südafrika, Venezuela. **STEINHEILKUNDE** Roter Jaspis stärkt den Willen und unterstützt die Widerstandskraft. **WEITERE FARBVARIETÄTEN** von Jaspis auf S. 50, 118.

Rubellit (Elbait-Turmalin)

$Na(Li,Al)_3Al_6[(OH,F)(OH)_3|(BO_3)_3|Si_6O_{18}]$ + Fe, Mn, Ti

Ähnliche Minerale und Imitationen:
- Almandin
- Rubin
- Spinell

(alle höhere D.)
- Kunstprodukte (Glas)

H: 7–7½; D: 3,02–3,26; Farbe: rot (auch mit grünem Rand: »Wassermelonen-Turmalin«, kleine Abb.); Transparenz: durchsichtig bis durchscheinend; Glanz: Glas- bis Fettglanz; Spaltbarkeit: keine; Bruch: muschelig, spröde; Strichfarbe: weiß. **BESCHREIBUNG** Kristalle drei- oder sechseckig mit nach außen gewölbten, oft längsgerieften Seiten. **VORKOMMEN** U. a. in Afghanistan, Brasilien, USA. **STEINHEILKUNDE** Roter Turmalin (Rubellit) macht kontaktfreudig und fördert die Freude an der Sexualität. **WEITERE FARBVARIETÄTEN** des Minerals Elbait auf S. 72, 82.

Almandin

$Fe_3Al_2[SiO_4]_3$

Ähnliche Minerale und Imitationen:
- Rubin
- Spinell
- Turmalin (Rubellit)
- Zirkon
- Kunstprodukte (Glas)

H: 7 ½; D: 3,90–4,20; Farbe: bräunlich rot bis fast schwarz; Transparenz: durchsichtig bis undurchsichtig; Glanz: Glas- bis Fettglanz; Spaltbarkeit: gut (unvollkommen); Bruch: muschelig; Strichfarbe: weiß. **BESCHREIBUNG** Oft gut ausgebildete, rundliche, selten würfelige Kristalle, eingewachsen im Muttergestein. **VORKOMMEN** U. a. in Australien, Brasilien, Indien, Nepal, Österreich, Skandinavien, Sri Lanka, Thailand. **STEINHEILKUNDE** Almandin intensiviert die eigene Widerstandskraft in Krisensituationen.

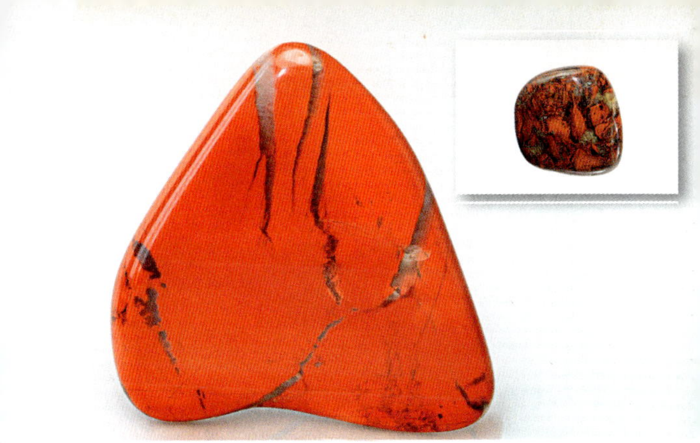
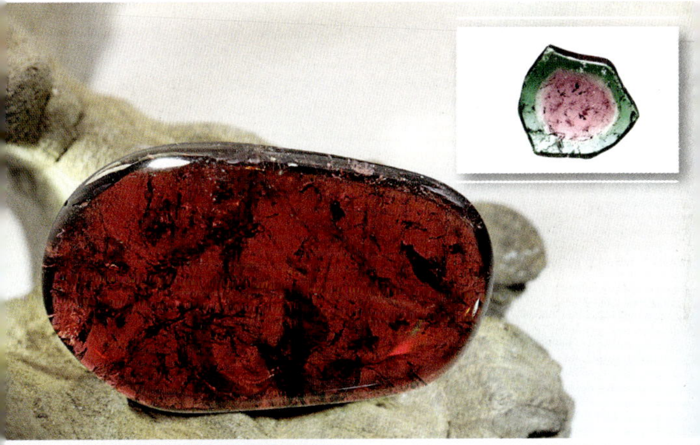
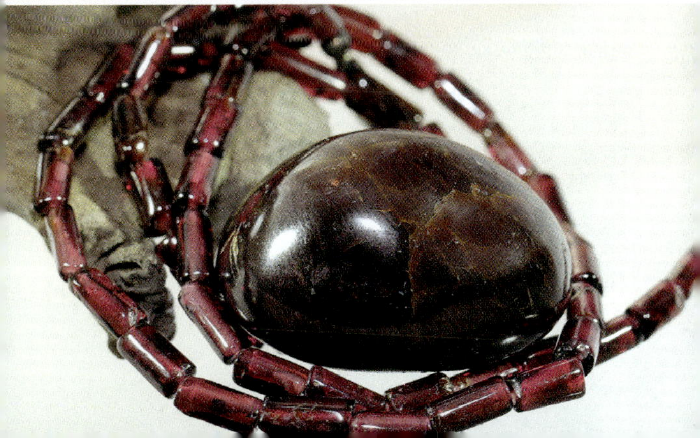

Spinell

$Mg(Al_2O_4)$

Ähnliche Minerale und Imitationen:
- Almandin
- Rubellit
- Rubin
- Kunstprodukte (Glas, synth. Korund, synth. Spinell)

H: 8; D: 3,55–3,63; Farbe: rot (auch grün, blau (kleine Abb.), violett, schwarz); Transparenz: durchsichtig bis undurchsichtig; Glanz: Glasglanz; Spaltbarkeit: gut (unvollkommen); Bruch: uneben; Strichfarbe: keine. **BESCHREIBUNG** Kristalle meist eingewachsen in Gestein (überwiegend Oktaeder, seltener Würfel). Aggregate körnig. Auch als Geröll in Flussablagerungen, zusammen mit Rubin, Granat und Zirkon. **VORKOMMEN** An vielen Stellen der Erde, u. a. in Afghanistan, Brasilien, Burma (Myanmar), Kanada, Nigeria, Pakistan, Sri Lanka, Tansania, USA und Russland. **STEINHEILKUNDE** Spinell bringt Mut und Zuversicht, Struktur im Denken und Beständigkeit im Handeln. **WEITERE FARBVARIETÄTEN** des Minerals Spinell auf S. 108.

Rubin (Korund)

Al_2O_3 (+ Cr, Fe, Ti)

Ähnliche Minerale und Imitationen:
- Almandin
- Rubellit
- Spinell
- Kunstprodukte (Glas, synth. Korund, synth. Spinell)

H: 9; D: 3,97–4,05; Farbe: rot, bräunlich rot; Transparenz: durchsichtig bis undurchsichtig; Glanz: Glasglanz; Spaltbarkeit: undeutlich; Bruch: kleinmuschelig, uneben, splittrig; Strichfarbe: keine. **BESCHREIBUNG** Kristalle tönnchenförmig mit sechsseitigem Umriss, meist im Gestein eingewachsen. In Rubin-Disthen-Fuchsit-Gesteinen ist Rubin (mit einem blauen Saum aus Disthen ummantelt) in Fuchsit eingebettet (kleine Abb.). Aggregate körnig, dicht. Auch als Geröll in Flussablagerungen, zusammen mit Spinell, Granat und Zirkon. Korunde in hellrosa bis intensiv pinken Farbtönen werden nicht Rubin, sondern Saphir (S. 90) genannt. **VORKOMMEN** U. a. in Burma (Myanmar), Indien, Kenia, Norwegen, Sri Lanka, Tansania, Thailand, Vietnam. **STEINHEILKUNDE** Rubin entfacht Leidenschaft und fördert Lebensfreude, Sinnlichkeit und Sexualität. **WEITERE FARBVARIETÄTEN** des Minerals Korund auf S. 90.

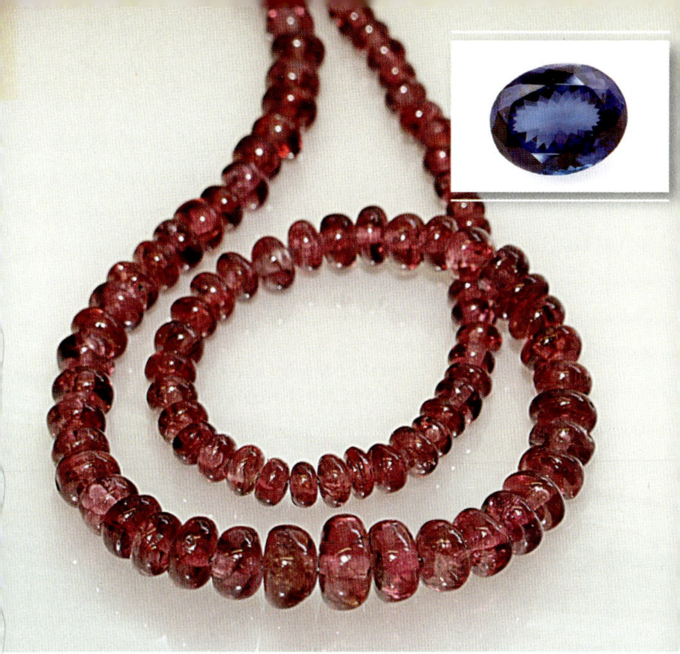
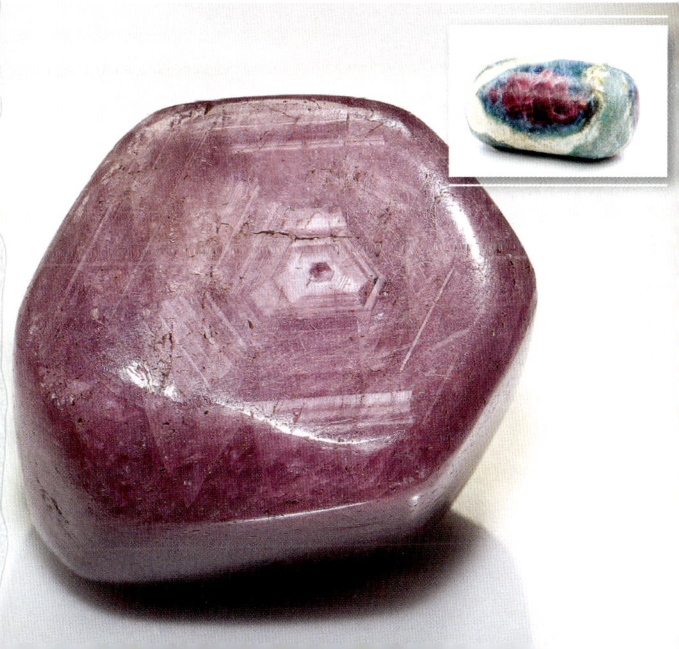

Alabaster (Gips)

$CaSO_4 \cdot 2\ H_2O$ (+ Al, C, Fe)

Ähnliche Minerale:
› Baryt
› Calcit-Marmor
› Dolomit-Marmor
› Magnesit

H: 1½–2; D: 2,30–2,33; Farbe: orange bis braun; Transparenz: durchscheinend; Glanz: Fettglanz bis matt; Spaltbarkeit: keine; Bruch: uneben, körnig; Strichfarbe: weiß. **BESCHREIBUNG** Aggregat, feinkörnig, dicht oder als knollige Konkretionen ohne erkennbare Kristallformen. **VORKOMMEN** Weltweit, u. a. in Deutschland, Italien, Indien, Spanien. **STEINHEILKUNDE** Alabaster stabilisiert labile psychische Zustände und schützt bei Übersensibilität. **WEITERE FARBVARIETÄTEN** des Minerals Gips auf S. 10, 16.

Steinsalz

NaCl (+ Ca, Fe, K)

Ähnliche Minerale:
› andere braun-orange Steine (am salzigen Geschmack unterscheidbar)

H: 2; D: 2,10–2,20; Farbe: orange (auch weiß, blau, violett); Transparenz: durchscheinend; Glanz: Fett- bis Glasglanz; Spaltbarkeit: ausgezeichnet (sehr vollkommen); Bruch: spröde; Strichfarbe: weiß. **BESCHREIBUNG** Gestein, das vor allem aus Halit und weiteren Salzarten besteht. Wasserlöslich mit typisch salzigem Geschmack. **VORKOMMEN** Weltweit, u. a. in Deutschland, Österreich, Pakistan, Polen, Russland, Schweiz, Nordafrika, USA. **STEINHEILKUNDE** Steinsalz fördert die feinstoffliche Reinigung (z. B. Raumreinigung mit Steinsalz-Leuchten).

Orangencalcit

$CaCO_3$ (+ Fe)

Ähnliche Minerale:
› Baryt
› Karneol
› Feueropal
(alle reagieren nicht mit Säuren)

H: 3; D: 2,70–2,72; Farbe: orange; Transparenz: durchscheinend; Glanz: Glasglanz, seltener Fettglanz, mitunter auch matt; Spaltbarkeit: sehr gut (vollkommen); Bruch: gerade; Strichfarbe: weiß. **BESCHREIBUNG** Reagiert schon mit schwachen Säuren unter Gasentwicklung, oft deutliche Spaltebenen erkennbar. **VORKOMMEN** Weltweit, Handelsware vor allem aus Brasilien, China und Mexiko. **STEINHEILKUNDE** Orangencalcit fördert das Selbstvertrauen und stärkt die Selbstachtung. **WEITERE VARIETÄTEN** des Minerals Calcit auf S. 10, 16, 24, 38, 48, 78, 110.

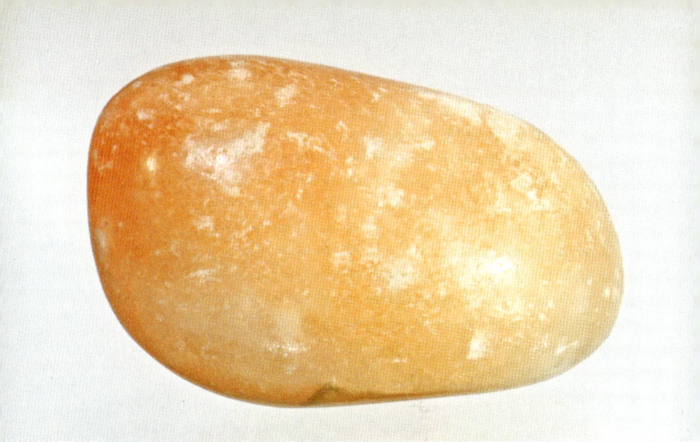
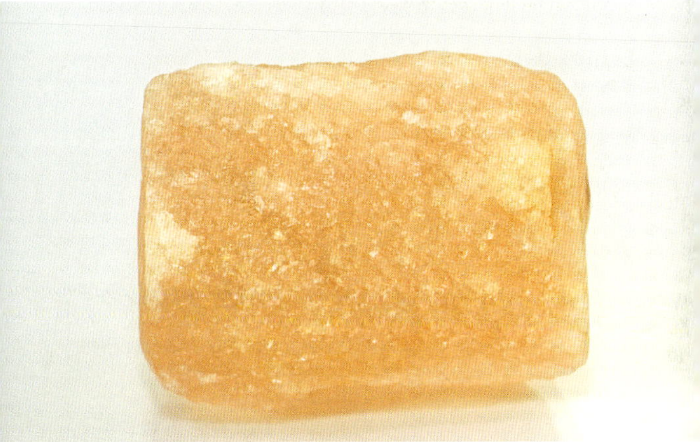
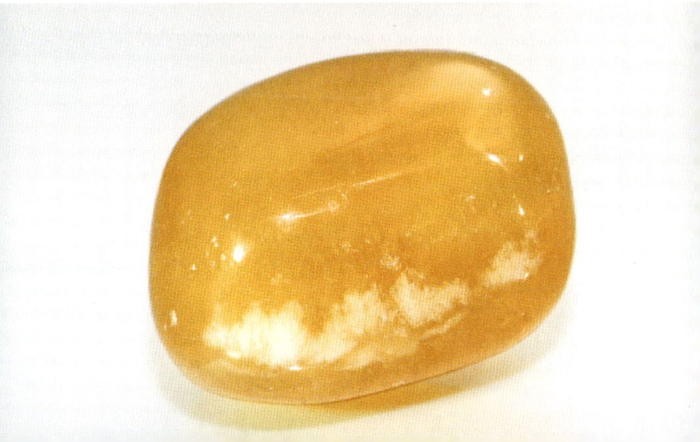

Baryt

$BaSO_4$

Ähnliche Minerale:
- Calcit
- Dolomit

(beide in Säure löslich)

H: 3–3½; D: 4,5–4,95; Farbe: orange bis braun (auch weiß, beige, blau); Transparenz: durchscheinend bis undurchsichtig; Glanz: Glasglanz; Spaltbarkeit: sehr gut (vollkommen); Bruch: spätig; Strichfarbe: weiß. **BESCHREIBUNG** Aggregate feinkörnig derb oder blättrig, rosettenartig, auffallend schwer. **VORKOMMEN** Marokko, Frankreich, Rumänien, Slowakei, USA. **STEINHEILKUNDE** Oranger Baryt vermittelt Stabilität und Durchsetzungsvermögen. **WEITERE FARBVARIETÄTEN** des Minerals Baryt auf S. 18, 84.

Feueropal

$SiO_2 \cdot n\ H_2O$ (+ Fe)

Ähnliche Minerale und Imitationen:
- Karneol (größere D.)
- Glas
- synthetischer Opal (Mexifire)

H: 5–6; D: 1,98–2,50; Farbe: orange bis braun und rot; Transparenz: durchsichtig bis durchscheinend; Glanz: Glasglanz; Spaltbarkeit: keine; Bruch: muschelig, splittrig; Strichfarbe: weiß. **BESCHREIBUNG** Aggregate nierig-traubig, meist als Hohlraumfüllungen in Vulkangestein (Rhyolith, kleine Abb.). Gute Qualitäten zeigen ein opalisierendes Farbenspiel (Edelopal). **VORKOMMEN** Äthiopien, Kasachstan, Mexiko, Türkei, USA. **STEINHEILKUNDE** Feueropal entfacht Lebenslust und steigert die Freude an der Sexualität. **WEITERE FARBVARIETÄTEN** des Minerals Opal auf S. 20, 24, 80, 102.

Karneol & Sarder (Chalcedon)

SiO_2 (+ Fe)

Ähnliche Minerale:
- gefärbter Achat
- Calcit (bessere Spaltbarkeit)
- Feueropal (geringere D.)

H: 6½–7; D: 2,58–2,64; Farbe: orange (Karneol) bis braun (Sarder, kleine Abb.); Transparenz: durchscheinend; Glanz: Glas- bis Wachsglanz; Spaltbarkeit: keine; Bruch: muschelig, uneben; Strichfarbe: weiß. **BESCHREIBUNG** Aggregate in Form meist nur wenige Zentimeter großer Knollen, Kügelchen oder Hohlraumfüllungen. **VORKOMMEN** Botswana, Brasilien, Indien, Uruguay. **STEINHEILKUNDE** Karneol wirkt anregend und motivierend. Sarder hilft, belastende Situationen zu meistern und Enttäuschungen zu verarbeiten. **WEITERE FARBVARIETÄTEN** des Minerals Chalcedon auf S. 68, 80, 96 106, 114.

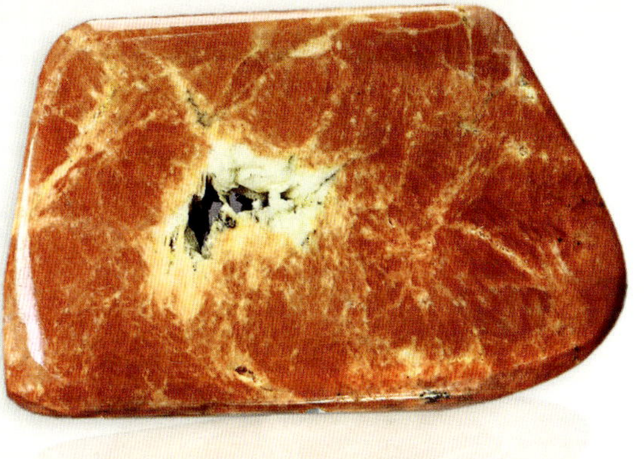
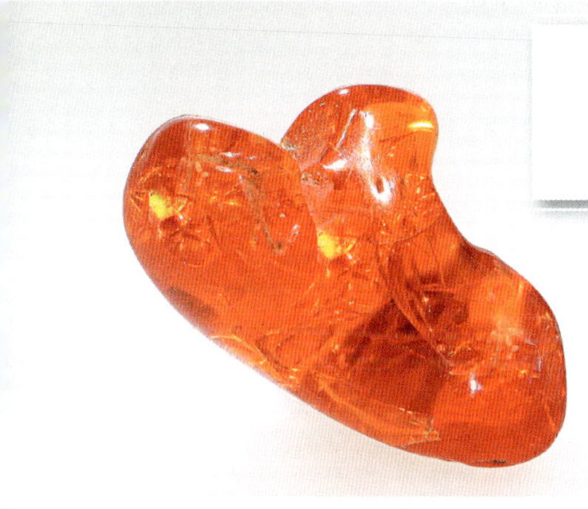
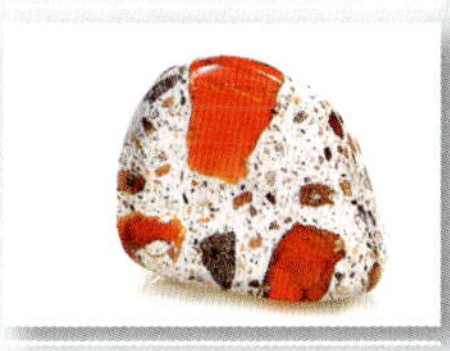
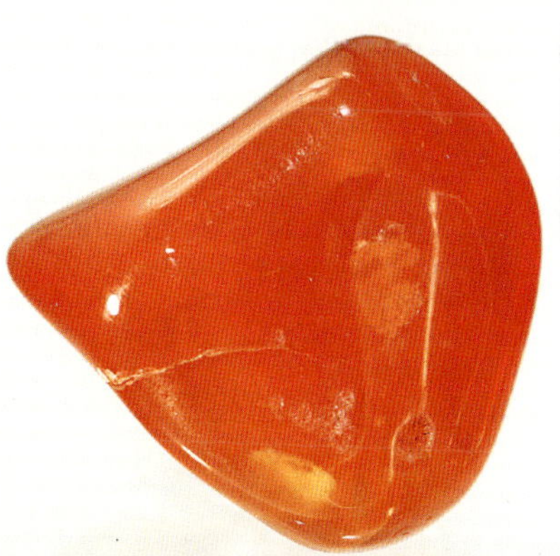
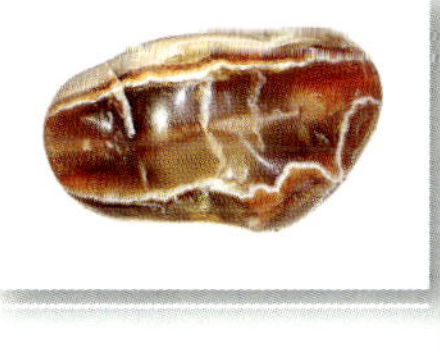

Bernstein (fossiles Harz)

Kohlenwasserstoffe (+ S)

Ähnliche Harze und Imitationen:
- natürliche junge Harze (z. B. Kopal)
- Kunstharze (beim Erhitzen stechender Geruch)

H: 2–2½; D: 1,05–1,09; Farbe: gelbbraun bis dunkelbraun (auch gelb, weiß – kleine Abb., schwarz); Transparenz: durchsichtig bis undurchsichtig; Glanz: Wachsglanz; Spaltbarkeit: keine; Bruch: muschelig, spröde, splittrig; Strichfarbe: weiß. **BESCHREIBUNG** Meist in Form von Knollen oder Geröllen. Oft trübe durch Beimengungen. Brennbar mit aromatischem Geruch. **VORKOMMEN** U. a. im Baltikum, Deutschland, Dominikanische Republik, Indonesien, Jordanien, Libanon, Spanien. **STEINHEILKUNDE** Bernstein bringt Sorglosigkeit, Fröhlichkeit und Vertrauen.

Landschaftsmarmor (Kalkstein)

$CaCO_3$ (+ Fe, Mn)

Ähnliche Gesteine:
- Rhyolith-Gesteine (Landschaftsrhyolith)
- Landschaftsjaspis (beide größere Härte)

H: 3; D: 2,70–2,80; Farbe: grau, beige, braun, schwarz; Transparenz: undurchsichtig (Kalkstein) bis durchscheinend (Marmor); Glanz: Glasglanz bis matt; Spaltbarkeit: sehr gut (vollkommen); Bruch: uneben, körnig; Strichfarbe: weiß. **BESCHREIBUNG** Gestein aus Calcit und/oder Dolomit mit versetzten Farbzonen, die an Bilder oder Landschaften erinnern. **VORKOMMEN** Weltweit, u. a. in Mexiko, Österreich, Schweiz, USA. **STEINHEILKUNDE** Landschaftsmarmor hilft, das Wesentliche zu erkennen und Ideen beharrlich in die Tat umzusetzen. **WEITERE VARIETÄTEN** des Minerals Calcit auf S. 10, 16, 24, 34, 48, 78, 110.

Schlangenstein (Fossilienkalk)

$CaCO_3$ (+ Fe)

Ähnliche Gesteine:
- Muschelkalk

H: 3; D: 2,72–2,82; Farbe: braun; Transparenz: undurchsichtig; Glanz: Glasglanz bis matt; Spaltbarkeit: uneinheitlich; Bruch: unregelmäßig, Strichfarbe: weiß. **BESCHREIBUNG** Gestein aus winzigen Fossilien-Skeletten und Muschelschalen. Reagiert mit Säuren unter Gasentwicklung. **VORKOMMEN** Indien. **STEINHEILKUNDE** Schlangenstein fördert die Besinnung auf Lebenserfahrungen und ihre Verarbeitung.

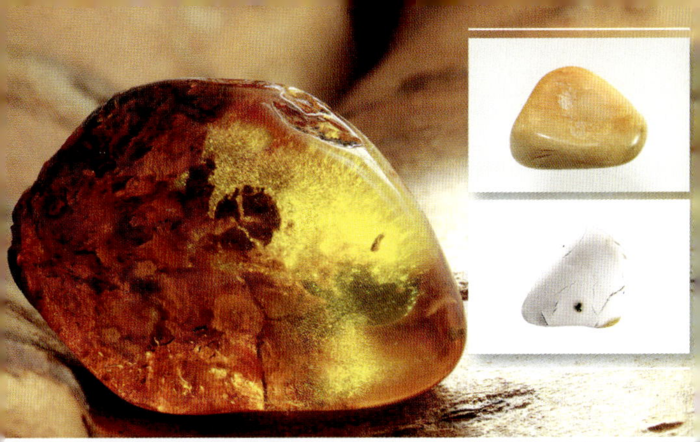
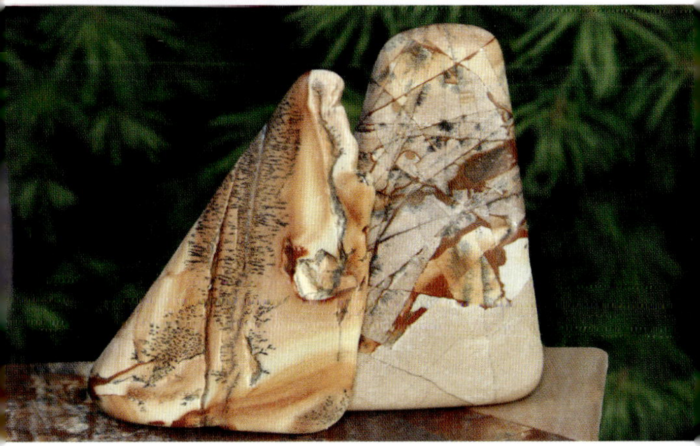
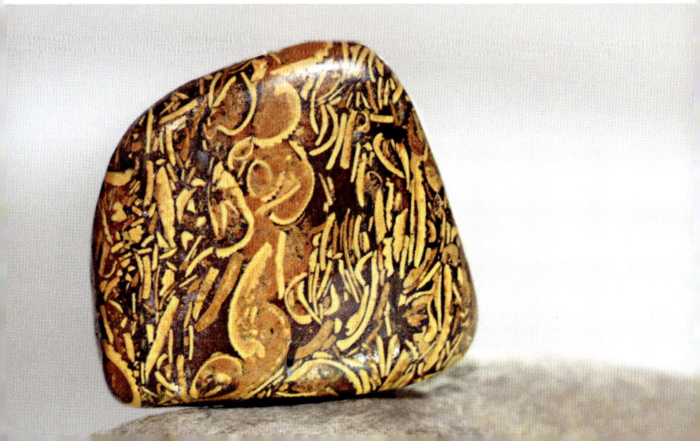

Aragonit-Calcit

$CaCO_3$ (+ Fe)

Ähnliche Minerale:
› Calcit (geringere D.)
› Dolomit (höhere D.)

Härte 3½–4; D: 2,70–2,85; Farbe: weiß mit braunen Linien; Transparenz: durchscheinend bis undurchsichtig; Glanz: Seidenglanz; Spaltbarkeit: gut (unvollkommen); Bruch: muschelig, spröde; Strichfarbe: weiß. **BESCHREIBUNG** Aggregat mit zerfaserter Bänderung aus beigem Aragonit und braunem Calcit. Reagiert mit Säuren unter Aufbrausen. **VORKOMMEN** U.a. in Mexiko, Spanien, Tschechien. **STEINHEILKUNDE** Brauner Aragonit-Calcit hilft bei Überforderung und starker Belastung. **WEITERE FARBVARIETÄTEN** des Minerals Aragonit auf S. 20, 54.

Dolomit

$CaMg(CO_3)_2$

Ähnliche Minerale:
› Jaspis
› Calcit-Marmor
(beide geringere D.)

H: 3½–4; D: 2,80–3,12; Farbe: braun (auch weiß bis schwarz, rosa bis violett und grün); Transparenz: durchscheinend bis undurchsichtig; Glanz: Glasglanz; Spaltbarkeit: sehr gut (vollkommen); Bruch: gerade, spröde; Strichfarbe: weiß. **BESCHREIBUNG** Aggregate feinkörnig, manchmal mit versetzter Bänderung in Braun und Weiß. **VORKOMMEN** Brasilien, England, Mexiko, Österreich, Schweiz, Spanien, USA. **STEINHEILKUNDE** Dolomit fördert Geduld und Stabilität im Leben und unterstützt die Selbstfindung. **WEITERE FARBVARIETÄTEN** des Minerals Dolomit auf S. 18.

Sphalerit

ZnS

Ähnliche Minerale:
› Topas
› Zirkon
(beide deutlich härter)

H: 3½–4; D: 4,08–4,10; Farbe: rotbraun bis schwarz (auch gelb); Transparenz: durchsichtig bis undurchsichtig; Glanz: Diamant- bis Fettglanz; Spaltbarkeit: sehr gut (vollkommen); Bruch: uneben, spröde; Strichfarbe: weiß. **BESCHREIBUNG** Kristalle oft verzwillingt oder verzerrt. Aggregate spätig, körnig oder gebändert (Schalenblende, kleine Abb.). **VORKOMMEN** Weltweit, u. a. in Australien, Belgien, Peru, Polen, USA. **STEINHEILKUNDE** Sphalerit hilft bei Erschöpfung und Schwächegefühlen und verhilft zu neuem Elan.

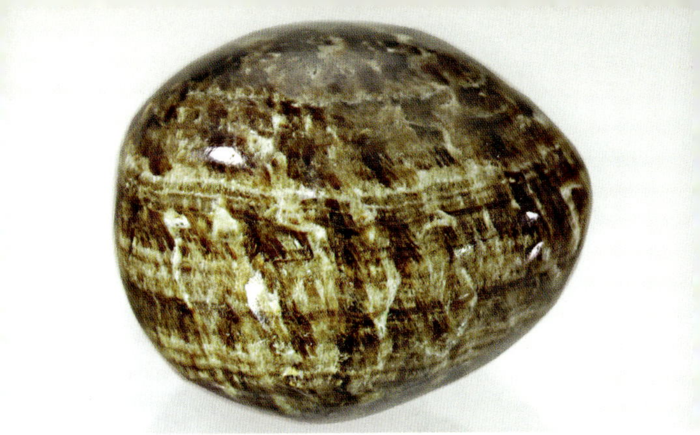
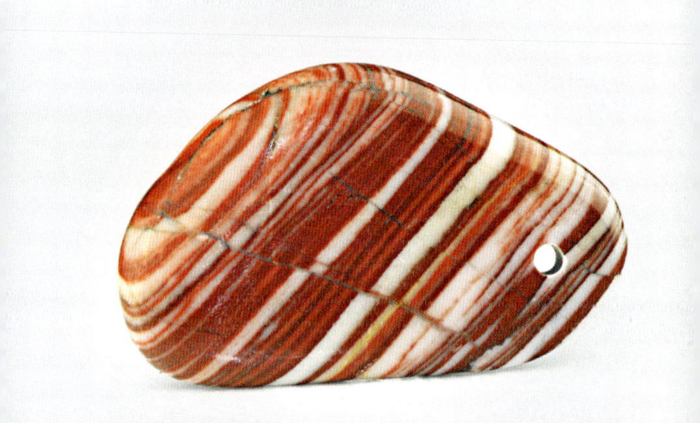
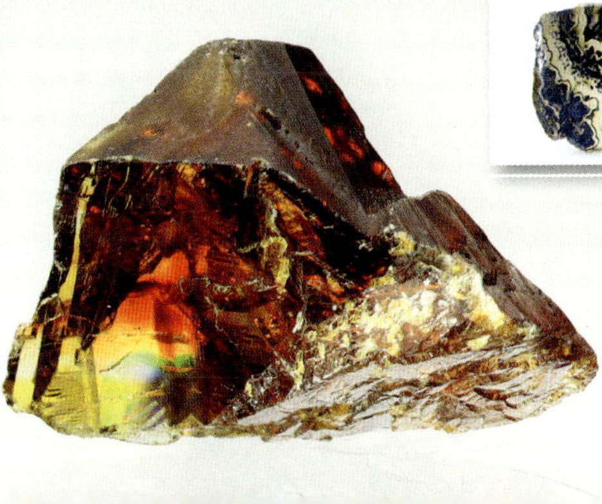
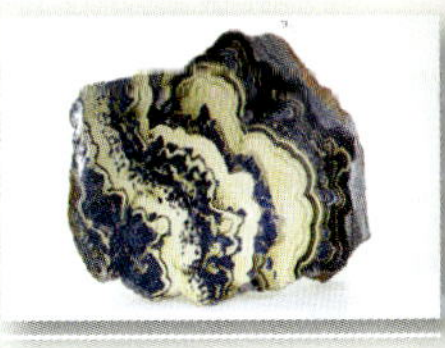

Bronzit (Enstatit)

$(Mg,Fe)_2(Si_2O_6)$

Ähnliche Gesteine:
› goldgelber Amphibolit

H: 5; D: 3,20–3,43; Farbe: bronzebraun (auch schwarz); Transparenz: undurchsichtig; Glanz: metallischer Glasglanz; Spaltbarkeit: gut (unvollkommen); Bruch: uneben; Strichfarbe: weiß. **BESCHREIBUNG** Aggregate gesprenkelt, faserig und »zerknittert« erscheinend, im Bronzit-Gabbro mit kupferfarbenen Lichtreflexen (kleine Abb.). **VORKOMMEN** Brasilien, Indien (Bronzit-Gabbro), Südafrika. **STEINHEILKUNDE** Bronzit bringt Erholung bei großer Erschöpfung und hilft, bei Dauerstress einen kühlen Kopf zu bewahren. **WEITERE FARBVARIETÄTEN** des Minerals Enstatit auf S. 102.

Chiastolith (Andalusit)

Al_2SiO_5 (+ C, Fe)

Ähnliche Minerale:
› keine

H: 5–7½; D: 3,05–3,20; Farbe: graubraun bis rötlich braun; Transparenz: durchscheinend bis undurchsichtig; Glanz: Glasglanz bis matt; Spaltbarkeit: gut (unvollkommen); Bruch: uneben, spröde; Strichfarbe: weiß. **BESCHREIBUNG** Kristalle mit viereckigem Querschnitt und eingelagertem schwarzem Kreuz. **VORKOMMEN** Australien, Algerien, Chile, China, Spanien, Russland. **STEINHEILKUNDE** Chiastolith stärkt die eigene Identität, bringt Nüchternheit und Realitätssinn und hilft, Ängste und Schuldgefühle aufzulösen.

Sonnenstein (Aventurin-Feldspat)

$NaCa[AlSi_3O_8]_3$ + Fe

Ähnliche Minerale:
› brauner Aventurin-Quarz

H: 6–6½; D: 2,65–2,69; Farbe: kupferrot bis orangebraun; Transparenz: durchscheinend bis undurchsichtig; Glanz: Pech- bis Glasglanz; Spaltbarkeit: sehr gut (vollkommen); Bruch: körnig; Strichfarbe: weiß. **BESCHREIBUNG** Aggregate derb bis spätig, immer mit kupferroten, glitzernden Einschlüssen. **VORKOMMEN** China, Indien, Madagaskar, Malawi, Norwegen, Tansania, Russland. **STEINHEILKUNDE** Sonnenstein macht optimistisch und hilft, das Leben zu bejahen.

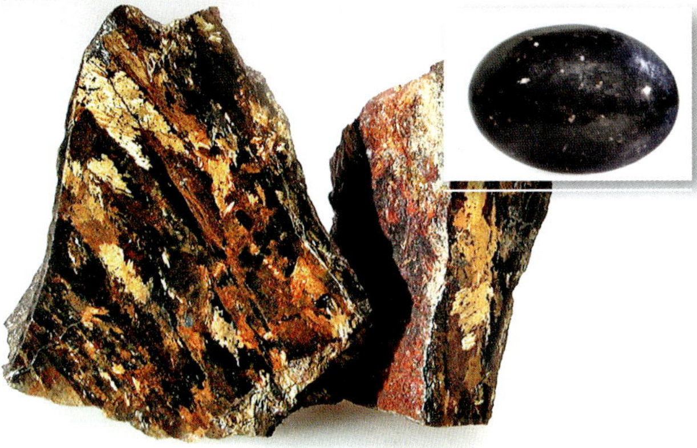

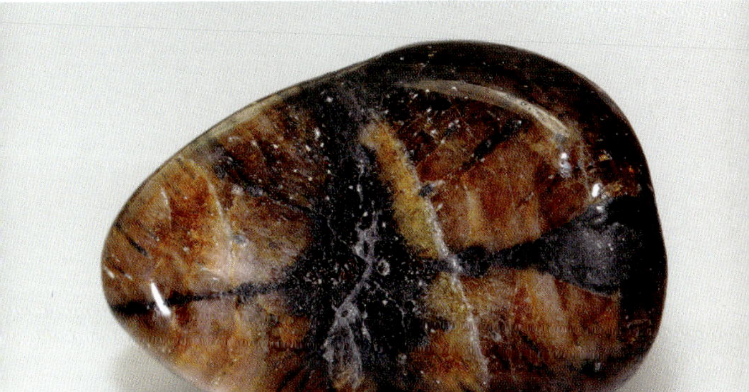

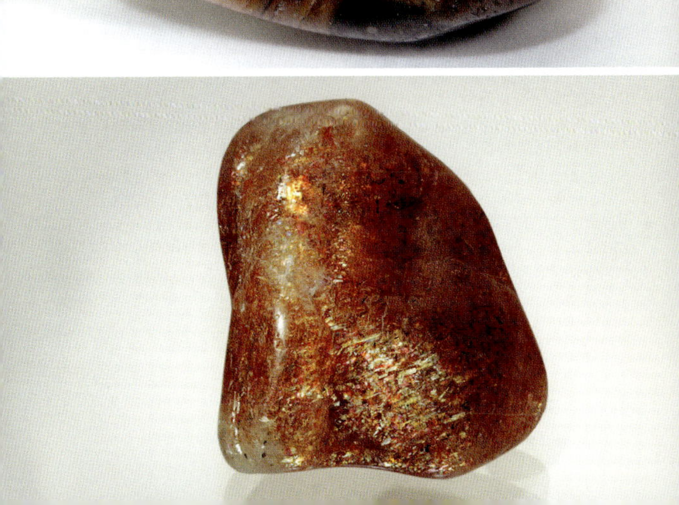

Leopardenstein (Meta-Rhyolith)

SiO_2 (+ Al, K, Na, Fe)

Ähnliche Gesteine:
- Ozean-Chalcedon
- Rhyolith-Gesteine
- Kalkstein und Marmor

H: 6½–7; D: 2,70–2,90 Farbe: braun; Transparenz: undurchsichtig; Glanz: Fettglanz bis matt; Spaltbarkeit: keine; Bruch: uneben, feinkörnig; Strichfarbe: weiß. **BESCHREIBUNG** Verkieseltes Rhyolith-Gestein (Vulkanit) in verschiedenen Grau-, Braun- und Rottönen mit leopardenfellähnlicher Zeichnung. **VORKOMMEN** Mexiko. **STEINHEILKUNDE** Leopardenstein fördert die Erholung und sorgt für tiefen Schlaf.

Feuerachat

SiO_2 (+ Fe)

Ähnliche Minerale:
- Boulderopal (anderes Farbenspiel)

H: 6–7; D: 2,63–2,75; Farbe: kastanienbraun; Transparenz: durchsichtig bis durchscheinend; Glanz: Glasglanz; Spaltbarkeit: keine; Bruch: muschelig, splittrig; Strichfarbe: weiß. **BESCHREIBUNG** Aggregate immer mit partiellem irisierendem Farbenspiel auf blumenkohlartigen, rundlichen Flächen. **VORKOMMEN** Mexiko, USA. **STEINHEILKUNDE** Feuerachat fördert die Tatkraft und das positive Denken, macht fröhlich und steigert die Zufriedenheit.

Zirkon

$Zr[SiO_4]$ (+ Th)

Ähnliche Minerale:
- Goldtopas
- Grossular (Hessonit)
- Spessartin

H: 6½–7½; D: 3,90–4,81; Farbe: braun (auch farblos, rosa, gelb, grün, blau (erhitzt)); Transparenz: durchsichtig bis undurchsichtig; Glanz: Diamant- bis Fettglanz; Spaltbarkeit: gut (unvollkommen); Bruch: muschelig, spröde; Strichfarbe: weiß. **BESCHREIBUNG** Kristalle gedrungen mit vierseitiger Spitze und gebogenen Kanten, eingewachsen im Gestein oder als Geröll. **VORKOMMEN** Weltweit, u. a. in Australien, Brasilien, Madagaskar, Norwegen, Russland, Sri Lanka, USA. **STEINHEILKUNDE** Zirkon bringt die Erkenntnis, was vergänglich und was wirklich wichtig ist, und hilft loszulassen.

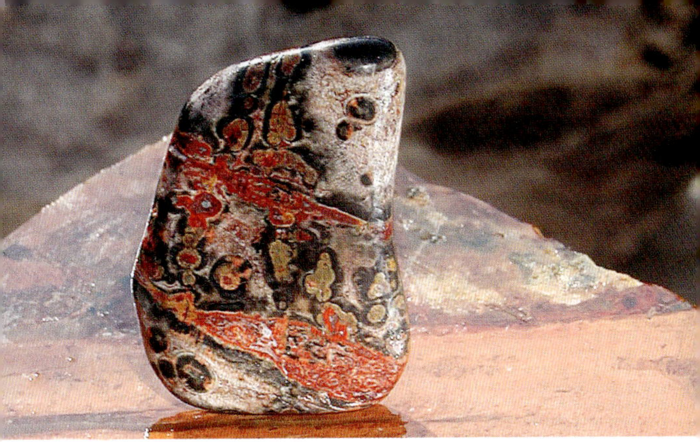
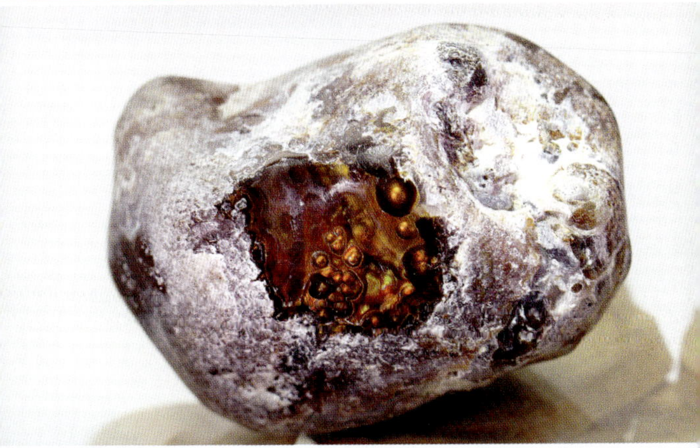
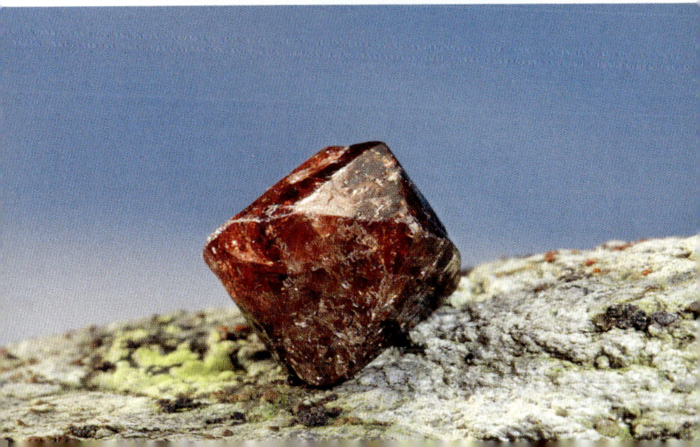

Hessonit (Grossular)

$Ca_3Al_2[SiO_4]_3$ + Fe

Ähnliche Minerale:
- brauner Citrin
- Sarder
- Spessartin
- Zirkon

H: 7–7½; D: 3,57–3,73; Farbe: braun; Transparenz: durchsichtig bis undurchsichtig; Glanz: Glas- bis Fettglanz; Spaltbarkeit: gut (unvollkommen): Bruch: muschelig; Strichfarbe: weiß. **BESCHREIBUNG** Kristalle rundlich mit gut erkennbaren, fünfeckigen Seitenflächen. Im Durchlicht schlieriges Einschlussbild. **VORKOMMEN** Italien, Kanada, Mexiko, Namibia, Russland, Sri Lanka. **STEINHEILKUNDE** Hessonit stärkt die Selbstachtung. **WEITERE FARBVARIETÄTEN** des Minerals Grossular auf S. 58.

Spessartin

$Mn_3Al_2[SiO_4]_3$ + Fe

Ähnliche Minerale:
- Grossular (Hessonit)
- oranger Saphir
- Spessartin
- Zirkon

H: 7–7½; D: 4,0–4,19; Farbe: braun (auch orange bis fast schwarz); Transparenz: durchsichtig bis undurchsichtig; Glanz: Glas- bis Fettglanz; Spaltbarkeit: keine; Bruch: muschelig; Strichfarbe: weiß. **BESCHREIBUNG** Kristalle rundlich, oft eingewachsen im Gestein. Mischkristalle mit Pyrop besitzen eine intensive orange Farbe (Mandarin-Granat, kleine Abb.). **VORKOMMEN** China, Indien, Nigeria, Sri Lanka, Tansania. **STEINHEILKUNDE** Spessartin fördert die Hilfsbereitschaft und hilft, sich selbst anzunehmen.

Goldtopas

$Al_2[(F,OH)_2/SiO_4]$ (+ Cr, Fe, Mn)

Ähnliche Minerale:
- Citrin
- Goldberyll
(beide geringere Dichte)
- Spessartin
- Zirkon
(beide geringere Härte)

H: 8; D: 3,55–3,56; Farbe: gelb bis braun (auch rosa, hellblau und farblos); Transparenz: durchsichtig bis durchscheinend; Glanz: Glasglanz; Spaltbarkeit: sehr gut (vollkommen); Bruch: uneben; Strichfarbe: keine. **BESCHREIBUNG** Kristalle mit typisch rautenförmigem Grundriss und längsgestreiften Prismen. Eine chromhaltige, orange Farbvarietät wird als Imperial-Topas bezeichnet (kleine Abb.). **VORKOMMEN** Australien, Brasilien, Mexiko, Sri Lanka, USA. **STEINHEILKUNDE** Goldtopas stärkt das Selbstbewusstsein, macht großmütig und großzügig. **WEITERE FARBVARIETÄTEN** des Minerals Topas auf S. 14, 82.

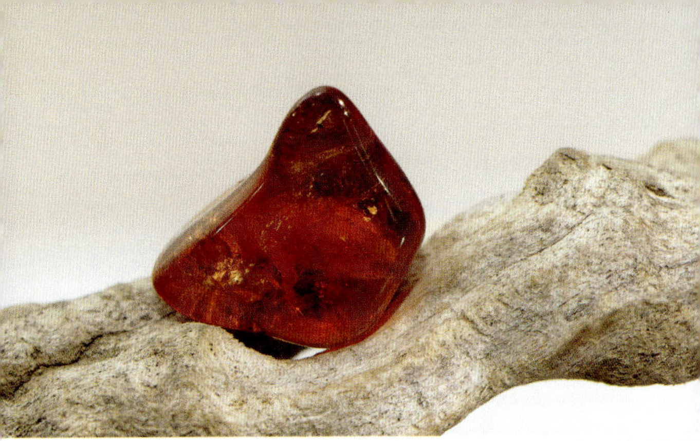

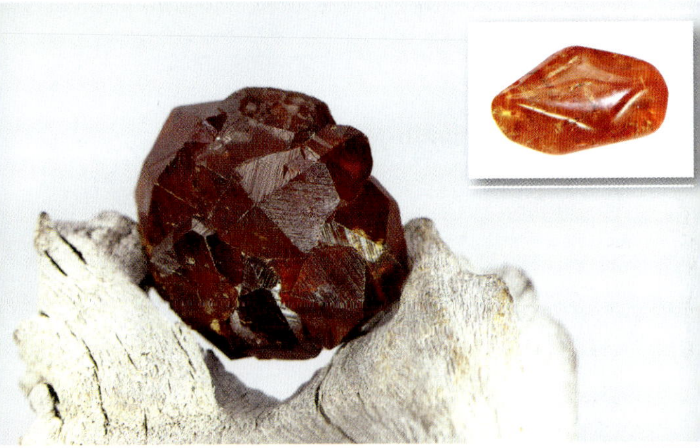

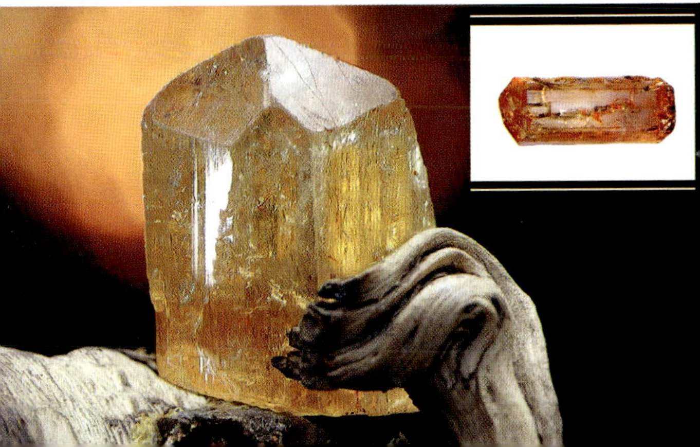

Zitronencalcit/Honigcalcit

$CaCO_3$ (+ Fe)

Ähnliche Minerale:
› Citrin
› Goldorthoklas
› Skapolith
(alle größere H.)

H: 3; D: 2,70–2,72; Farbe: hellgelb bis gelblich braun; Transparenz: durchsichtig bis durchscheinend; Glanz: Glasglanz, seltener Fettglanz, mitunter auch matt; Spaltbarkeit: sehr gut (vollkommen); Bruch: gerade; Strichfarbe: weiß. **BESCHREIBUNG** Kristalle mit glattem Bruch, oft deutliche Spaltebenen erkennbar. Relativ weich (mit Kupfermünze ritzbar). Reagiert schon mit schwachen Säuren unter Gasentwicklung. **VORKOMMEN** Weltweit, u. a. in Brasilien, China, Mexiko. **STEINHEILKUNDE** Gelber Calcit macht selbstsicher und stärkt das Vertrauen in die eigenen Fähigkeiten. **WEITERE VARIETÄTEN** des Minerals Calcit auf S. 10, 16, 24, 34, 38, 78, 110.

Skapolith (Marialith-Mejonit)

$(Na,Ca)_8[(Cl_2,SO_4,CO_3)_{1-2}/(AlSi_{2-3}O_8)_6]$

Ähnliche Minerale:
› Chrysoberyll
› Citrin
› Goldberyll
› Goldorthoklas

H: 5–6; D: 2,58–2,74; Farbe: gelb (auch rauchgrau, violett – kleine Abb.); Transparenz: durchsichtig bis durchscheinend; Glanz: Glasglanz; Spaltbarkeit: sehr gut (vollkommen); Bruch: muschelig, spröde; Strichfarbe: weiß. **BESCHREIBUNG** Kristalle langgestreckt, häufig mit Flächenstreifung in Längsrichtung. Manchmal mit Lichtlinie durch orientiert eingelagerte Einschlüsse (Skapolith-Katzenauge). **VORKOMMEN** Brasilien, Madagaskar, Burma (Myanmar), Tansania. **STEINHEILKUNDE** Gelber Skapolith wirkt stimmungsaufhellend.

Goldorthoklas

$K[AlSi_3O_8]$

Ähnliche Minerale:
› Citrin
› Goldberyll
› Goldtopas
› gelber Skapolith
› Zitronencalcit

H: 6; D: 2,55–2,57; Farbe: gelb mit Grünstich; Transparenz: durchsichtig bis durchscheinend; Glanz: Glas- bis Perlmuttglanz; Spaltbarkeit: sehr gut (vollkommen); Bruch: uneben; Strichfarbe: weiß. **BESCHREIBUNG** Kristalle meist Spaltstücke mit etwas unebenen Flächen. In geschliffenen Steinen oft gerade Spaltrisse erkennbar. **VORKOMMEN** Brasilien, Madagaskar. **STEINHEILKUNDE** Goldorthoklas bringt Optimismus, Lebensfreude und eine verfeinerte Wahrnehmung.

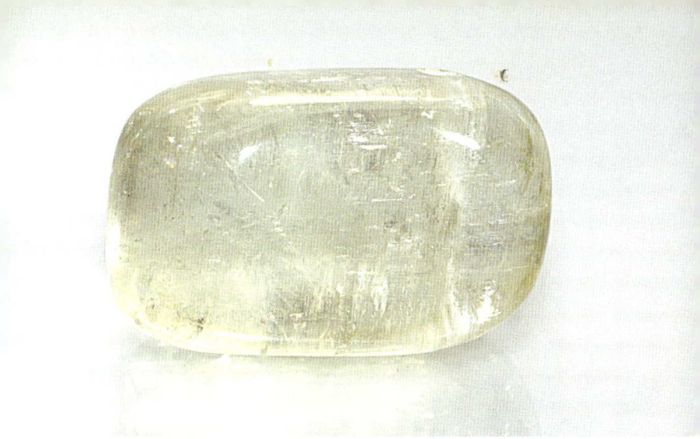

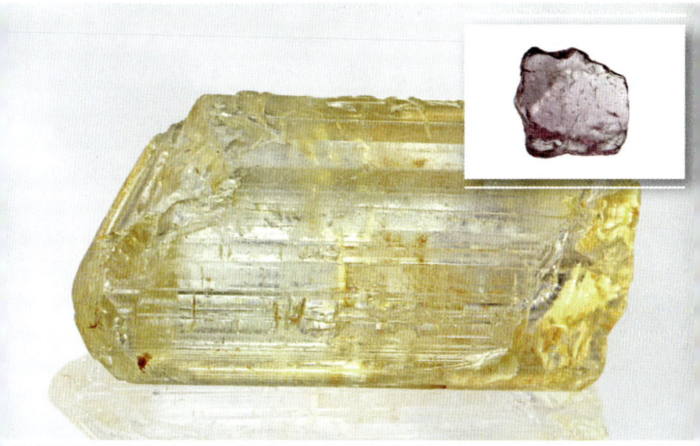

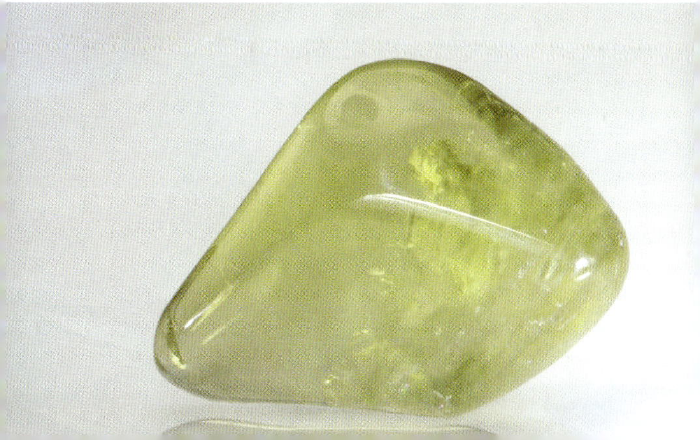

Pyrit
FeS_2

Ähnliche Minerale:
› Chalkopyrit
› Markasit

H: 6–6½; D: 5,02–5,21; Farbe: fahles Gelb mit Grünstich (auch grau); Transparenz: undurchsichtig; Glanz: Metallglanz bis matt; Spaltbarkeit: gut (unvollkommen); Bruch: muschelig, spröde; Strichfarbe: weiß. **BESCHREIBUNG** Kristalle würfelig, auch Zwillinge und Kristallgruppen; Aggregate körnig, dicht, krustig, knollig. Flache radialstrahlige Scheiben werden »Pyrit-Sonnen« genannt (kleine Abb.). **VORKOMMEN** Weltweit, u. a. in Deutschland, Italien, Griechenland, Peru, Spanien, Türkei, USA. **STEINHEILKUNDE** Pyrit fördert die Selbsterkenntnis und hilft, mit sich selbst ins Reine zu kommen.

Jaspis (mikrokrist. Quarz)
SiO_2 (+ Fe)

Ähnliche Minerale:
› Chalcedon (durchscheinend)
› Kalkstein (reagiert mit Säuren unter Gasentwicklung)

H: 6½–7; D: 2,58–2,91; Farbe: ockergelb; Transparenz: undurchsichtig; Glanz: Glas- bis Fettglanz; Spaltbarkeit: keine; Bruch: muschelig, rau, uneben; Strichfarbe: weiß. **BESCHREIBUNG** Aggregate körnig, dicht, oft mit hellen Quarzadern durchzogen. **VORKOMMEN** Australien, Brasilien, Südafrika, Venezuela. **STEINHEILKUNDE** Gelber Jaspis steigert die Ausdauer und hilft, Erfahrungen gut zu verarbeiten. **WEITERE FARBVARIETÄTEN** von Jaspis auf S. 30, 118.

Tigerauge (Faserquarz)
SiO_2 (+ Fe)

Ähnliche Minerale und Imitationen:
› Fiberglas (Glasfasern)

H: 6½–7; D: 2,64–2,71; Farbe: goldgelb bis braun (auch rotbraun); Transparenz: undurchsichtig; Bruch: faserig, muschelig; Spaltbarkeit: keine; Glanz: Seidenglanz; Strichfarbe: weiß. **BESCHREIBUNG** Aggregate mit faseriger Textur und seidigem Schimmer. Geschliffen mit typischer Lichtlinie (Katzenaugen-Effekt). Häufig Übergänge zu Falkenauge (kleine Abb.). **VORKOMMEN** Südafrika, Westaustralien. **STEINHEILKUNDE** Tigerauge schärft die Sinne und ermöglicht, in komplizierten Situationen den Durchblick zu bewahren.

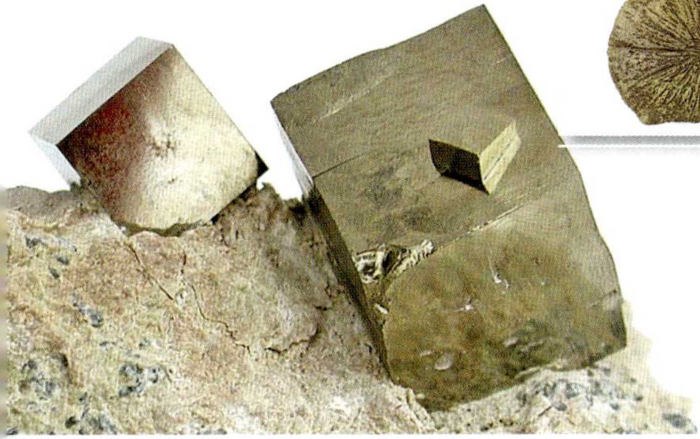
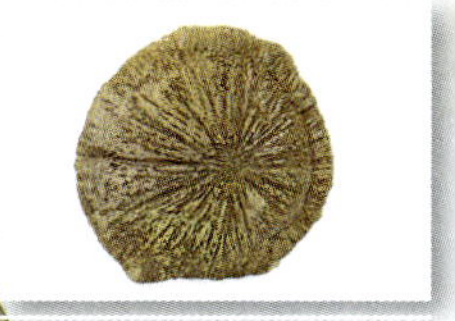
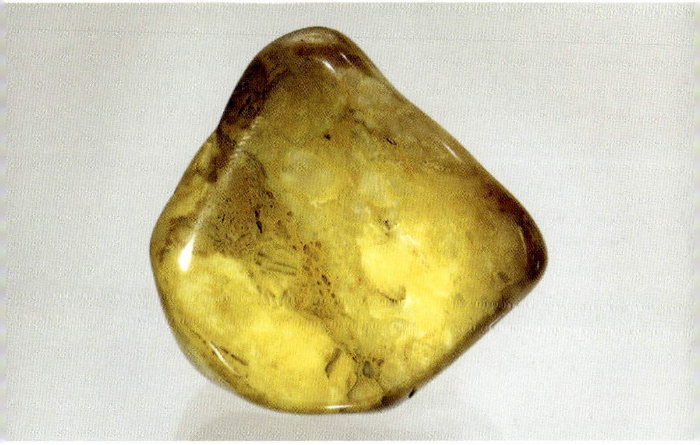
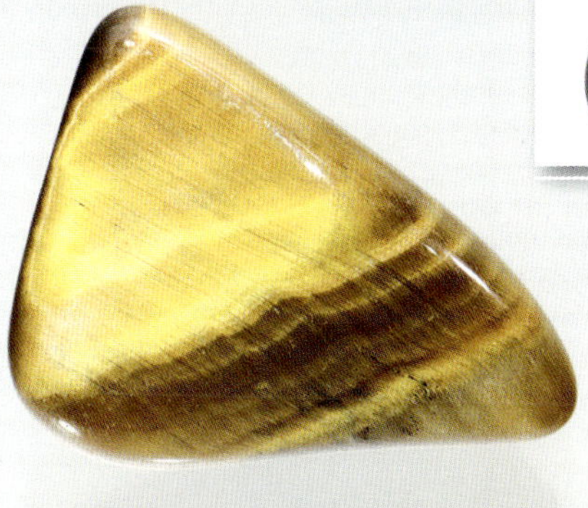
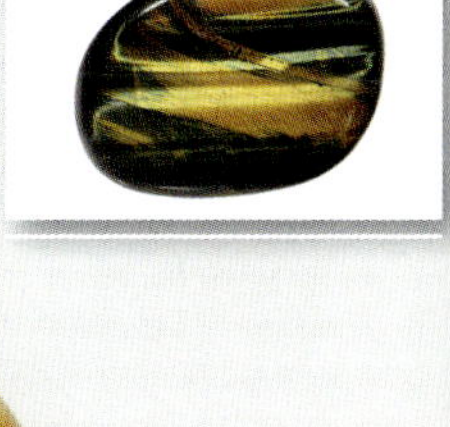

Citrin (Kristallquarz)

SiO_2 (+ Al, Fe)

Ähnliche Minerale und Imitationen:
- Honig-/Zitronencalcit
- Goldberyll
- Goldorthoklas
- Goldtopas
- Skapolith
- synthetischer Citrin

H: 7; D: 2,63–2,65; Farbe: gelb bis braun (cognacfarben); Transparenz: durchsichtig bis durchscheinend; Glanz: Glas- bis Fettglanz; Spaltbarkeit: keine; Bruch: muschelig; Strichfarbe: weiß. **BESCHREIBUNG** Kristalle sechsseitig, mit ausgeprägten Kopfflächen. Auch mit violetten Zonen (Ametrin, kleine Abb.). **VORKOMMEN** Bolivien, Brasilien, Kongo, Madagaskar, Russland. **STEINHEILKUNDE** Citrin stärkt den Lebensmut, bringt Zuversicht und Lebensfreude und hilft bei Depressionen. **WEITERE FARBVARIETÄTEN** des Minerals Quarz auf S. 12, 28, 96, 106.

Goldberyll (Beryll)

$Al_2Be_3[Si_6O_{18}]$

Ähnliche Minerale:
- Citrin
- Goldorthoklas
- Goldtopas
- Skapolith

H: 7½–8; D: 2,80–2,90; Farbe: gelb bis braun; Transparenz: durchscheinend bis durchsichtig; Glanz: Glasglanz; Spaltbarkeit: gut (unvollkommen); Bruch: uneben, spröde; Strichfarbe: keine. **BESCHREIBUNG** Kristalle meist langsäulig, mit sechsseitigem Umriss und mitunter vertikaler Streifung. **VORKOMMEN** Brasilien (Minas Gerais), Indien, Madagaskar, Namibia, Russland, Simbabwe, Sri Lanka. **STEINHEILKUNDE** Goldberyll fördert Zuversicht und Hoffnung. **WEITERE FARBVARIETÄTEN** des Minerals Beryll auf S. 28, 58, 74, 82.

Chrysoberyll

Al_2BeO_4 (+ Cr, Fe, V)

Ähnliche Minerale:
- gelber Saphir
- Goldtopas

H: 8½; D: 3,70–3,72; Farbe: gelb, bräunlich bis grünlich (auch grün); Transparenz: durchsichtig bis undurchsichtig; Glanz: Glasglanz; Spaltbarkeit: gut (unvollkommen); Bruch: muschelig; Strichfarbe: keine. **BESCHREIBUNG** Einzelkristalle gedrungen, Drillinge mit sechsseitigem Umriss. Rundgeschliffene Steine oft mit Lichtlinie (Chrysoberyll-Katzenauge, kleine Abb.). **VORKOMMEN** Brasilien, Madagaskar, Russland, Tansania. **STEINHEILKUNDE** Chrysoberyll bringt Willensstärke und fördert Lernen und Konzentration. **WEITERE FARBVARIETÄTEN** des Minerals Chrysoberyll auf S. 74.

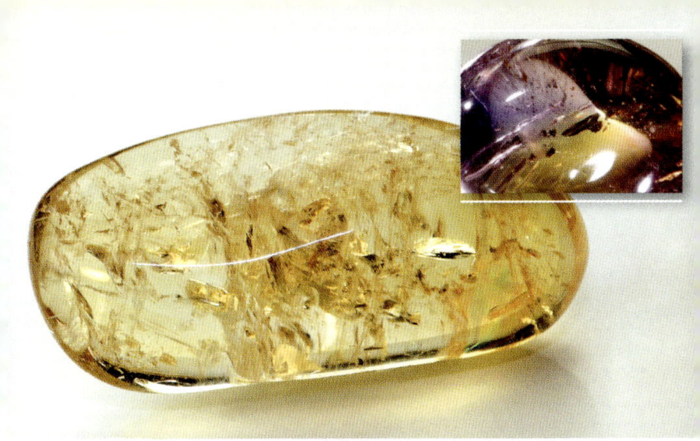
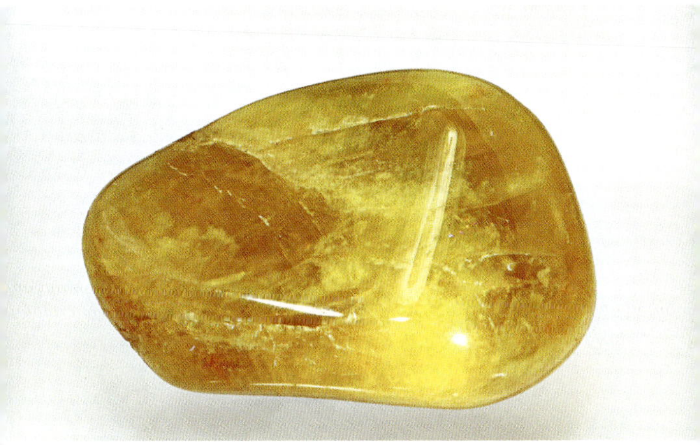
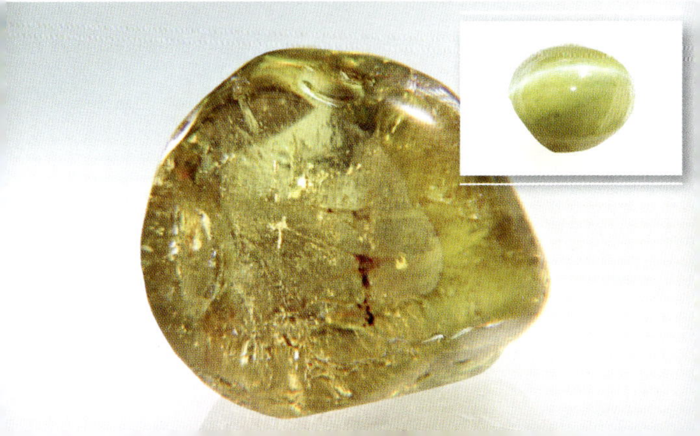

Aragonit-Calcit

$CaCO_3$

Ähnliche Minerale:
- Achat
- Fluorit
- Magnesit
- Opal
- Serpentin

H: 3½–4; D: 2,70–2,85; Farbe: grün-weiß (gebändert); Transparenz: durchscheinend; Glanz: Seidenglanz; Spaltbarkeit: gut (unvollkommen); Bruch: muschelig, spröde; Strichfarbe: weiß. **BESCHREIBUNG** Aggregat mit zerfaserter Bänderung aus weißem Aragonit und grünem Calcit. Reagiert mit Säuren unter Aufbrausen. **VORKOMMEN** U. a. in Mexiko, Pakistan. **STEINHEILKUNDE** Bringt den Rhythmus von Ruhe und Aktivität in ein natürliches Gleichgewicht. **WEITERE FARBVARIETÄTEN** des Minerals Aragonit auf S. 20, 40.

Variscit

$AlPO_4 \cdot 2H_2O$

Ähnliche Minerale:
- grünlicher Türkis

H: 3½–4½; D: 2,20–2,60; Farbe: hellgrün bis grasgrün; Transparenz: durchscheinend bis undurchsichtig; Glanz: Wachsglanz bis matt; Spaltbarkeit: sehr gut (vollkommen); Bruch: rau, uneben; Strichfarbe: hellgrün **BESCHREIBUNG** Aggregate als traubige und gelartige Gesteinsüberzüge oder feinkörnig, knollig. Oft mit uneinheitlicher Farbverteilung und mit braunen Äderchen durchzogen. **VORKOMMEN** Australien, USA (Utah). **STEINHEILKUNDE** Variscit macht wach, wirkt belebend und stimmungsaufhellend. Er hilft gegen chronische Müdigkeit.

Zitronenmagnesit (Nickelmagnesit)

$MgCO_3$ (+ Ni, SiO_2)

Ähnliche Minerale:
- grüner Calcit
- grüner Dolomit

H: 4–4½ (mit Chalcedon bis 7); D: 2,60–2,97; Farbe: gelbgrün bis beige, meist eher blass; Transparenz: undurchsichtig; Glanz: Wachsglanz oder matt; Spaltbarkeit: keine; Bruch: uneben; Strichfarbe: weiß. **BESCHREIBUNG** Aggregat massig, derb. Bestehend aus hellgrünem Magnesit, partiell imprägniert mit farblosem Chalcedon. Oft mit braunen Adern. **VORKOMMEN** Westaustralien. **STEINHEILKUNDE** Zitronenmagnesit ermutigt, Einsamkeit und Hemmungen zu überwinden und das Leben zu bejahen. **WEITERE FARBVARIETÄTEN** des Minerals Magnesit auf S. 20.

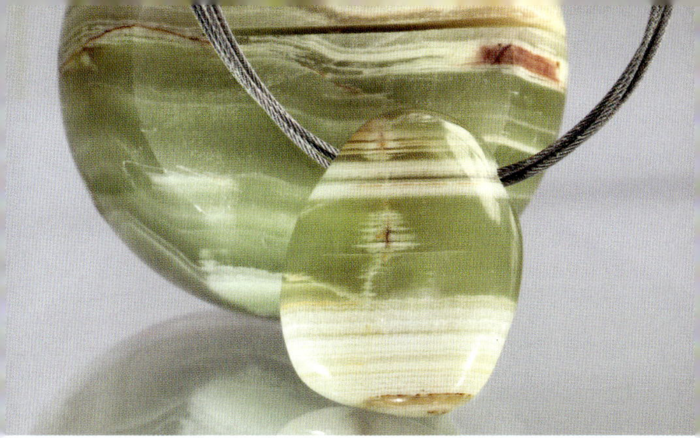

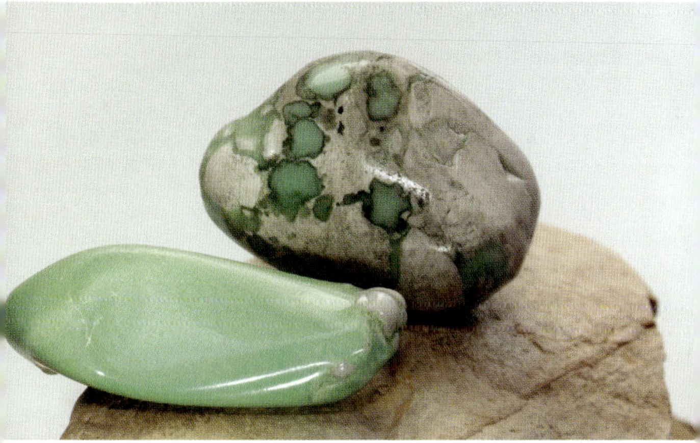

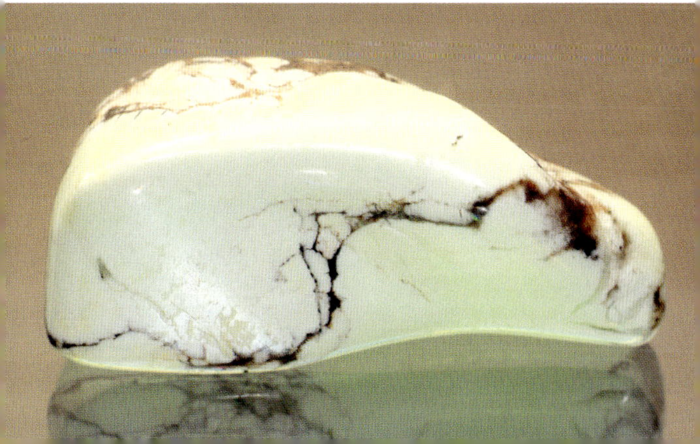

Brasilianit

$NaAl_3[(OH)_2/PO_4]_2$

Ähnliche Minerale:
- Beryll
- Chrysoberyll
- Topas

(alle deutlich härter)

H: 5½–4½; D: 2,94–2,98; Farbe: gelblich grün (auch farblos, weiß); Transparenz: durchsichtig bis durchscheinend; Glanz: Glasglanz; Spaltbarkeit: sehr gut (vollkommen); Bruch: muschelig, uneben; Strichfarbe: weiß. **BESCHREIBUNG** Kristalle meist gut ausgebildet, Aggregate derb oder strahlig mit rundlichen Formen. **VORKOMMEN** Vor allem in Brasilien, kleinere Fundstellen in Österreich, Ruanda, Kanada, USA. **STEINHEILKUNDE** Brasilianit ermöglicht, Dinge von einer höheren Warte aus zu betrachten.

Amazonit (Feldspat)

$K[AlSi_3O_8]$ (+ Na, Ca, Pb)

Ähnliche Minerale:
- Jadeit
- Aktinolith (Nephrit)
- Türkis

H: 6–6½; D: 2,54–2,63; Farbe: grün (auch hellblau, kleine Abb.); Transparenz: durchsichtig bis undurchsichtig; Glanz: Glas- bis Perlmuttglanz; Spaltbarkeit: sehr gut (vollkommen); Bruch: spätig, uneben; Strichfarbe: weiß. **BESCHREIBUNG** Sammelbezeichnung für verschiedene grüne Minerale der Feldspatgruppe. Kristalle selten, meist derbe Spaltstücke mit unebenen Spaltflächen. Oft mit hellen Streifen. **VORKOMMEN** Äthiopien, Brasilien, Indien, Madagaskar, Namibia, Norwegen, Russland, Schweden, USA (Colorado). **STEINHEILKUNDE** Amazonit wirkt ausgleichend und bringt Verstand und Intuition in Einklang.

Prehnit

$Ca_2Al[(OH)_2/AlSi_3O_{10}]$ + Fe

Ähnliche Minerale:
- Aragonit
- Chalcedon (Chrysopras)
- Serpentin (Antigorit, Lizardit)

H: 6–6½; D: 2,87–2,93;Farbe: hellgrün bis gelb (kleine Abb.); Transparenz: durchscheinend bis undurchsichtig; Glanz: Fett- bis Glasglanz; Spaltbarkeit: sehr gut (vollkommen); Bruch: uneben; Strichfarbe: weiß. **BESCHREIBUNG** Aggregate mit oft erkennbar radialstrahlig-faseriger Textur, dadurch manchmal mondsteinähnlicher Schimmer. **VORKOMMEN** Australien, Indien, Mali, Südafrika. **STEINHEILKUNDE** Prehnit fördert die Achtung, Akzeptanz und den Respekt sich selbst und anderen gegenüber.

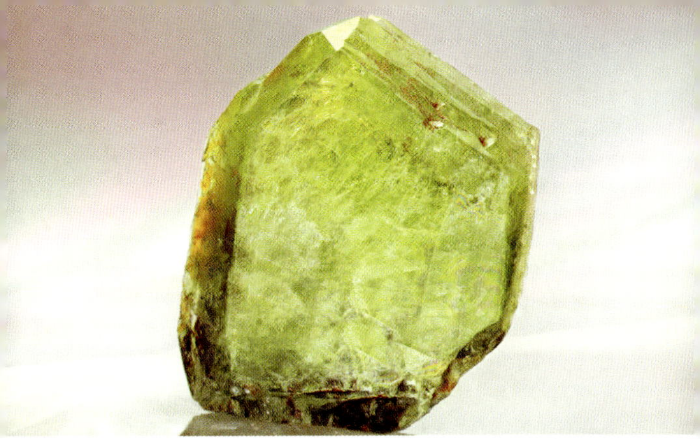

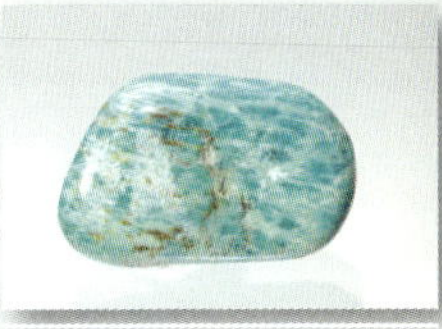

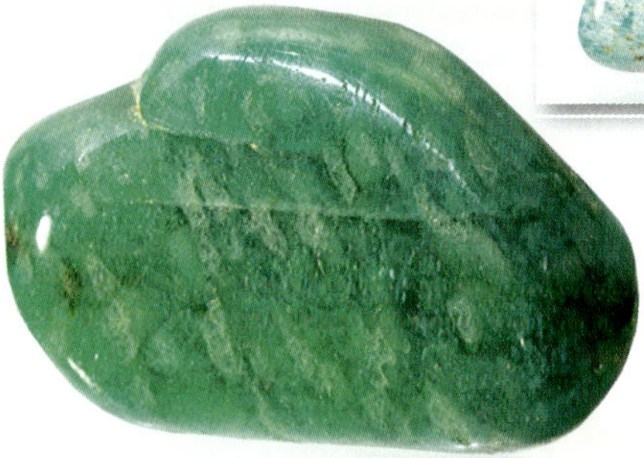

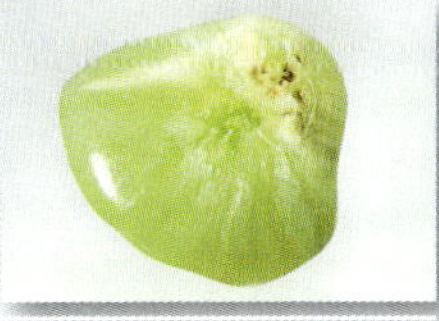

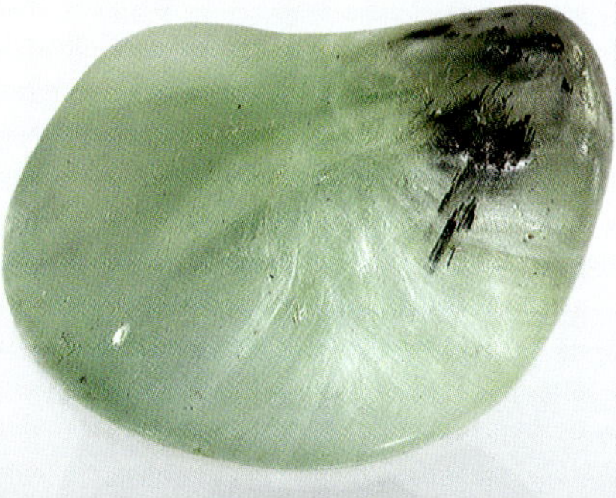

Hiddenit (Spodumen)

$LiAl[Si_2O_6]$ (+ Cr, Fe)

Ähnliche Minerale:
- Beryll
- Chrysoberyll
- Skapolith
- Turmalin

H: 6½–7; D: 3,0–3,24; Farbe: hellgrün bis grünlich gelb; Transparenz: durchsichtig bis undurchsichtig; Glanz: Glasglanz; Spaltbarkeit: sehr gut (vollkommen); Bruch: uneben; Strichfarbe: weiß. **BESCHREIBUNG** Kristalle prismatisch mit vertikal gestreiften Seitenflächen, Aggregate plattig bis stängelig. **VORKOMMEN** Afghanistan, Brasilien, Madagaskar, USA. **STEINHEILKUNDE** Hiddenit verbessert das Erinnerungsvermögen und beschleunigt Entscheidungsprozesse. **WEITERE FARBVARIETÄTEN** des Minerals Spodumen auf S. 26.

Grossular

$Ca_3Al_2[SiO_4]_3$ (+ Cr, Fe, V)

Ähnliche Minerale:
- Chrom-Diopsid
- Peridot
- Smaragd
- Spinell
- Turmalin (Verdelith)
- Vesuvian

H: 7–7½; D: 3,57–3,73; Farbe: hellgrün (auch braun, rosa); Transparenz: durchsichtig bis undurchsichtig; Glanz: Glas- bis Fettglanz; Spaltbarkeit: gut (unvollkommen); Bruch: muschelig; Strichfarbe: weiß. **BESCHREIBUNG** Kristalle rundlich, mit gut erkennbaren, fünfeckigen Seitenflächen. Aggregate derb, massig, kantig. **VORKOMMEN** Im Alpenraum, Australien, Kanada, Mexiko, Namibia, Russland, Südafrika, USA. **STEINHEILKUNDE** Grossular fördert die Regeneration und hilft, neue Perspektiven zu entwickeln. **WEITERE FARBVARIETÄTEN** des Minerals Grossular auf S. 46.

Heliodor (Beryll)

$Al_2Be_3[Si_6O_{18}]$

Ähnliche Minerale:
- Hiddenit
- Orthoklas
- Turmalin

H: 7½–8; D: 2,65–2,75; Farbe gelblich grün; Transparenz: durchscheinend bis durchsichtig; Glanz: Glasglanz; Spaltbarkeit: gut (unvollkommen); Bruch: uneben, spröde; Strichfarbe: keine. **BESCHREIBUNG** Kristalle meist langsäulig, mit sechsseitigem Umriss und mitunter vertikaler Streifung. **VORKOMMEN** Brasilien (Minas Gerais), Indien, Madagaskar, Namibia, Russland, Simbabwe, Sri Lanka. **STEINHEILKUNDE** Heliodor unterstützt Standfestigkeit und Resistenz gegen inneren und äußeren Druck. **WEITERE FARBVARIETÄTEN** des Minerals Beryll auf S. 28, 52, 74, 82.

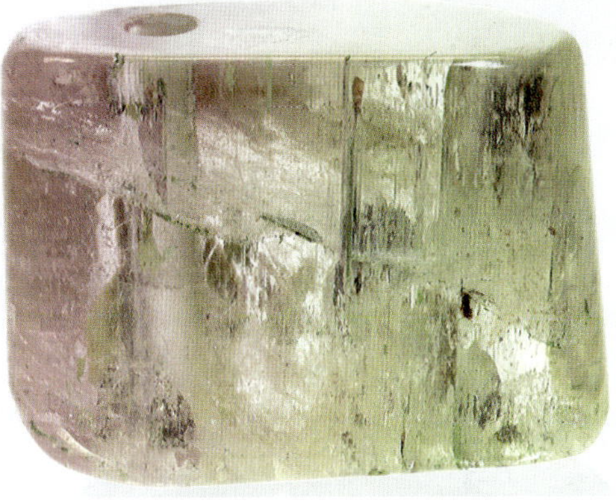
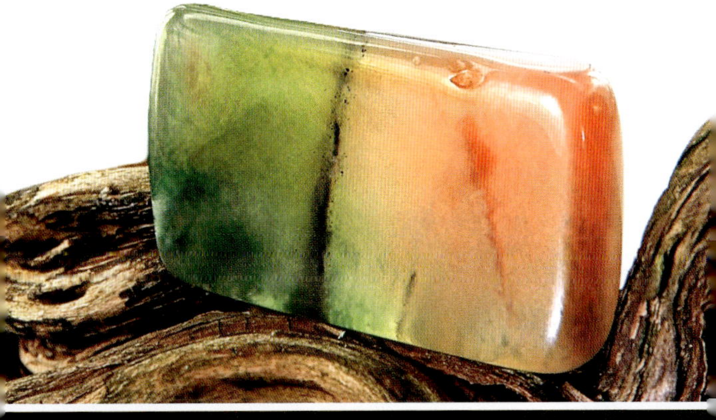
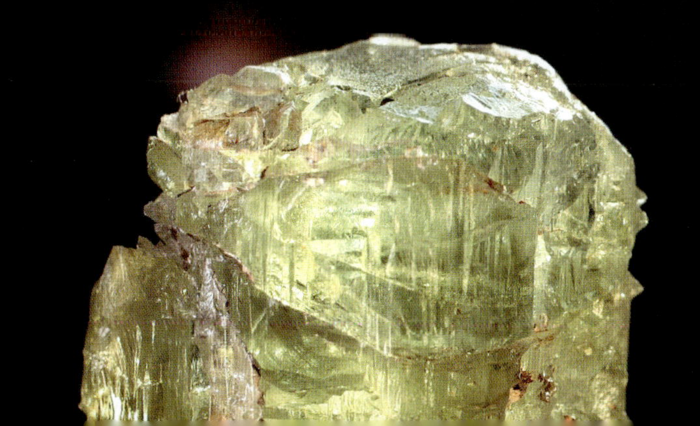

Seraphinit (Klinochlor)

$(Mg,Fe)_5\ AlSi_3AlO_{10}(OH)_8$

Ähnliche Minerale:
› Serpentin (deutlich größere H.)

H: 2–2½; D: 2,55–2,78; Farbe: grasgrün bis tannengrün; Transparenz: durchscheinend bis undurchsichtig; Glanz: Glasglanz, poliert Seidenglanz; Spaltbarkeit: sehr gut (vollkommen); Bruch: muschelig, splittrig; Strichfarbe: weiß. **BESCHREIBUNG** Kristalle meist tafelig bis blättrig. Aggregate mit auffälliger Fasertextur oft strahlig oder schuppig ausgebildet. **VORKOMMEN** Russland (Ural). **STEINHEILKUNDE** Fördert die Fähigkeit, konstruktive Kompromisse zu finden und Versöhnung zu erlangen.

Antigorit (Serpentin)

$Mg_6[(OH)_8/Si_4O_{10}]$ (+ Cr, Fe)

Ähnliche Minerale:
› Prehnit
› Jadeit
› (Aktinolith) Nephrit
(alle größere H. und D.)

H: 3–4; D: 2,52–2,68; Farbe: grün, olivgrün bis schwarz; Transparenz: durchscheinend bis undurchsichtig; Glanz: Fettglanz; Spaltbarkeit: keine; Bruch: muschelig; Strichfarbe: weiß. **BESCHREIBUNG** Aggregate blättrig bis dicht. Durchscheinender Antigorit wird im Handel auch als »Edel«-Serpentin bezeichnet. **VORKOMMEN** Weltweit, u. a. in China, Afghanistan (»Edel«-Serpentin), Russland, USA. **STEINHEILKUNDE** Antigorit gibt Schutz und hilft, sich abzugrenzen.

Lizardit (Serpentin)

$[Mg_6[(OH)_8/Si_4O_{10}]$ (+ Cr, Fe)

Ähnliche Minerale:
› Prehnit
› Jadeit
› (Aktinolith) Nephrit
(alle größere H. und D.)

H: 3–4; D: 2,52–2,68; Farbe: gelbgrün bis grün; Transparenz: durchscheinend bis undurchsichtig; Glanz: Fettglanz; Spaltbarkeit: keine; Bruch: muschelig; Strichfarbe: weiß. **BESCHREIBUNG** Aggregate dicht u. a. mit Einschlüssen von schwarzem Chromit (»Chyta«-Serpentin), violettem Stichtit (S. 92) oder Lagen von Chrysotil-Asbest (»Silberauge«, kleine Abb.). **VORKOMMEN** Weltweit, u. a. in Norwegen, Tasmanien. **STEINHEILKUNDE** Lizardit fördert Versöhnung und Lebensfreude.

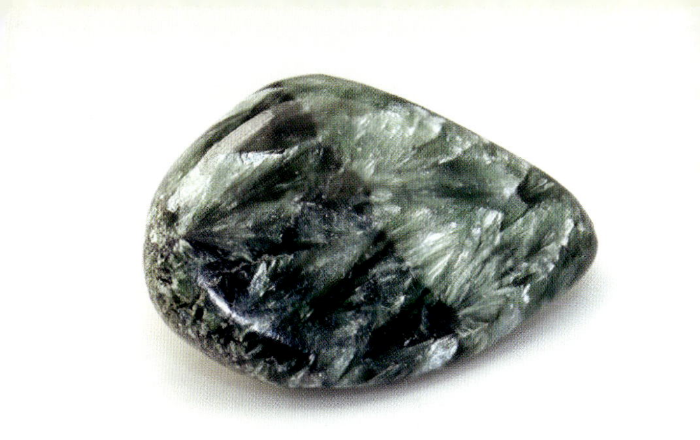
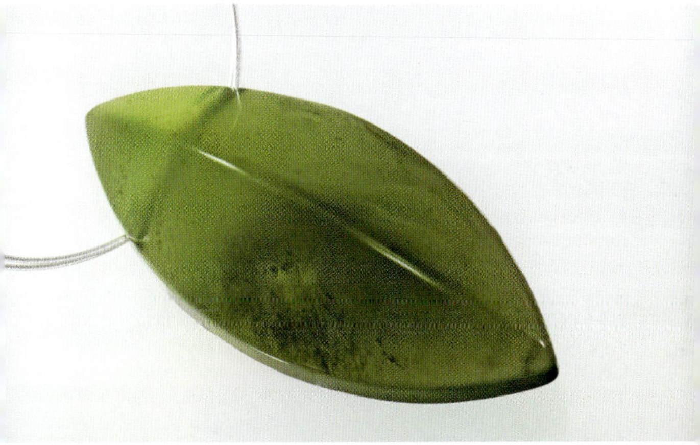
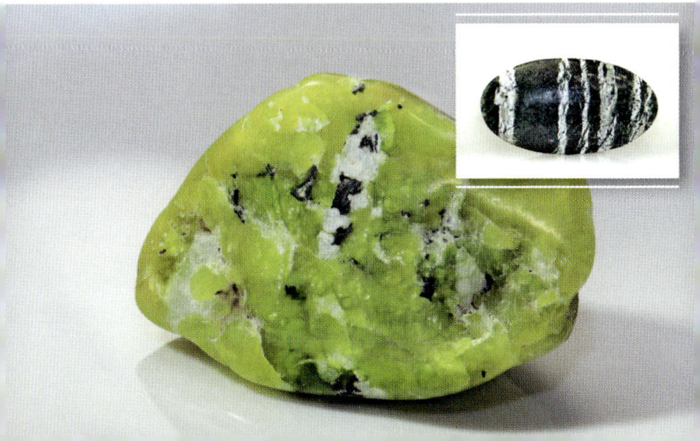

Malachit
$Cu_2[(OH)_2/CO_3]$

Ähnliche Minerale und Imitationen:
- grüner Jaspis
- »rekonstruierter« Malachit
- zementartige Kunstprodukte

H: 3½–4; D: 3,50–4,05; Farbe: hellgrün, dunkelgrün gestreift; Transparenz: undurchsichtig; Glanz: Seidenglanz bis matt; Spaltbarkeit: sehr gut (vollkommen); Bruch: splittrig; Strichfarbe: hellgrün. **BESCHREIBUNG** Aggregate meist dicht, knollig, blumenkohlartig oder schalig mit charakteristisch geschwungener Bänderung. Oft zusammen mit Azurit (kleine Abb.). **VORKOMMEN** Weltweit, u.a. in Australien, China, Kongo, Namibia, Russland, USA. **STEINHEILKUNDE** Malachit regt an, intensiv zu leben, und steigert die Abenteuerlust.

Fluorit
CaF_2

Ähnliche Minerale:
- grüner Calcit (geringere H.)

H: 4; D: 3,05–3,25; Farbe: hellgrün bis dunkelgrün, auch blau, gelb, violett, farblos oder mehrfarbig (»Regenbogenfluorit, kleine Abb.); Transparenz: durchsichtig bis durchscheinend; Glanz: Glasglanz; Spaltbarkeit: sehr gut (vollkommen); Bruch: spröde; Strichfarbe: weiß. **BESCHREIBUNG** Kristalle würfelig oder oktaedrisch, meist mit gut erkennbaren Spaltebenen; mit einem Messer leicht ritzbar. **VORKOMMEN** Weltweit, u.a. im Alpenraum, Argentinien, Mexiko, China. **STEINHEILKUNDE** Grüner Fluorit fördert die Ordnungsliebe und macht emotional stabiler. **WEITERE FARBVARIETÄTEN** des Minerals Fluorit auf S. 92.

Moldavit (Tektit)
SiO_2 + Al, Ca, K, Mg, Fe

Ähnliche Minerale und Imitationen:
- Peridot
- Kunstprodukte (Glas)

H: 5–5½; D: 2,32–2,38; Farbe: flaschengrün bis olivgrün (andere Tektite grau bis schwarz, kleine Abb.); Transparenz: durchsichtig bis undurchsichtig; Glanz: Glasglanz; Spaltbarkeit: keine; Bruch: muschelig; Strichfarbe: weiß. **BESCHREIBUNG** Gesteinsglas mit typisch genarbter bis zerfurchter Oberfläche. Meist mit blasenförmigen Gaseinschlüssen. **VORKOMMEN** In der Gegend der heutigen Moldau (Böhmen/Tschechien), schwarze Tektite in Afrika (Elfenbeinküste); Australien, SO-Asien, USA. **STEINHEILKUNDE** Moldavit fördert die geistige Freiheit, das Erleben grenzenloser Weite und die Hellsichtigkeit.

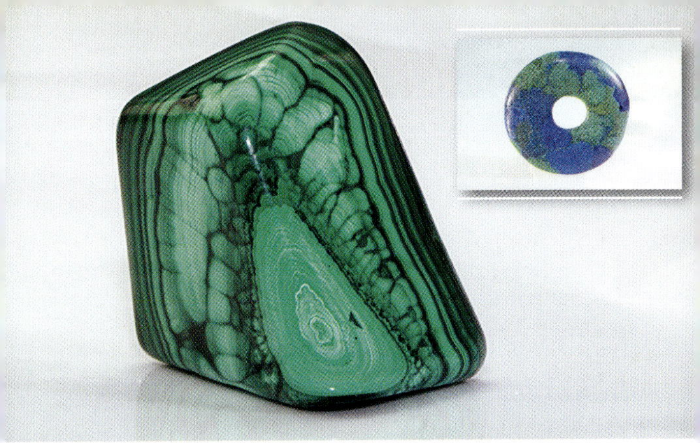

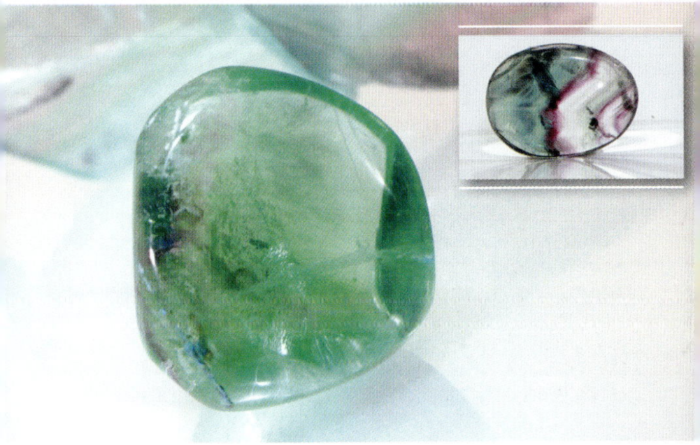

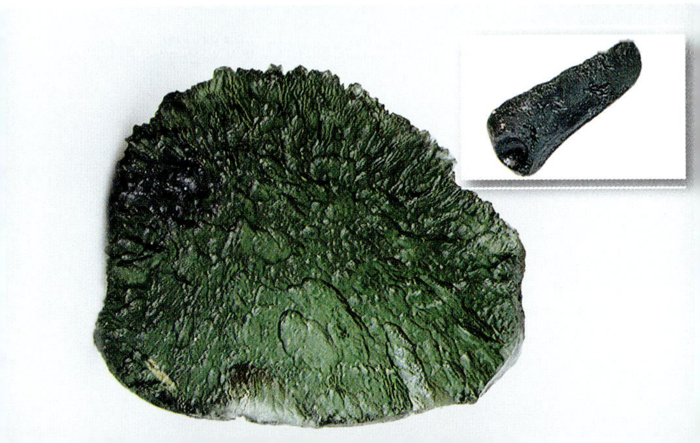

Chrom-Diopsid

$CaMg(Si_2O_6)$ (+ Cr, Fe)

Ähnliche Minerale:
- Jadeit
- Peridot
- Smaragd
- Vesuvian

H: 5½–6; D: 3,27–3,31; Farbe: intensiv grün; Transparenz: durchsichtig bis undurchsichtig; Glanz: Glasglanz; Spaltbarkeit: gut (unvollkommen); Bruch: uneben bis muschelig; Strichfarbe: weiß. **BESCHREIBUNG** Kristalle klein, kurzsäulig oder tafelig, meist eingewachsen im Gestein. Häufiger derbe, körnige Aggregate. **VORKOMMEN** Schmuckqualität überwiegend aus Südafrika und Russland. **STEINHEILKUNDE** Chrom-Diopsid fördert die spielerische Inspiration.

Vesuvian(it)

$Ca_{10}(Mg,Fe)_2Al_4[(OH)_4/(SiO_4)_5/(Si_2O_7)_2]$

Ähnliche Minerale:
- Diopsid
- Epidot
- Grossular
- Jadeit
- Peridot
- Turmalin (Verdelith)

H: 5½–6½; D: 3,32–3,42; Farbe: pistaziengrün bis flaschengrün (auch braun, rosa, violett); Transparenz: durchsichtig bis durchscheinend; Glanz: Glas- bis Fettglanz; Spaltbarkeit: gut (unvollkommen); Bruch: uneben, splittrig; Strichfarbe: weiß. **BESCHREIBUNG** Kristalle kurz- bis dicksäulig, Aggregate derb, körnig oder strahlig. Dichte Vesuvian-Gesteine werden »Vesuvianit« genannt. **VORKOMMEN** Im Alpenraum, Kanada, Mexiko, Norwegen, Südafrika, USA (Kalifornien). **STEINHEILKUNDE** Grüner Vesuvian hilft, sich offen und ehrlich so zu zeigen, wie man ist.

Nephrit (Tremolit-Aktinolith)

$Ca_2(Mg,Fe)_5(Si_8O_{22})(OH)_2$

Ähnliche Minerale:
- Grossular
- Jadeit
- Prehnit
- Serpentin
- Vesuvianit

H: 6–6½; D: 2,90–3,03; Farbe: grün bis grünschwarz (auch weiß und gelblich); Transparenz: durchscheinend bis undurchsichtig; Glanz: Glas- bis Fettglanz; Spaltbarkeit: keine; Bruch: splittrig, scharfkantig; Strichfarbe: weiß. **BESCHREIBUNG** Aggregate feinfaserig, verfilzt und dichte Massen. Oft mit schwarzen Chromit-Einschlüssen. **VORKOMMEN** China, Kanada, Neuseeland, Russland, USA (Kalifornien, Wyoming). **STEINHEILKUNDE** Nephrit hilft gegen äußeren Druck, baut Spannungen ab und führt zu innerer Balance.

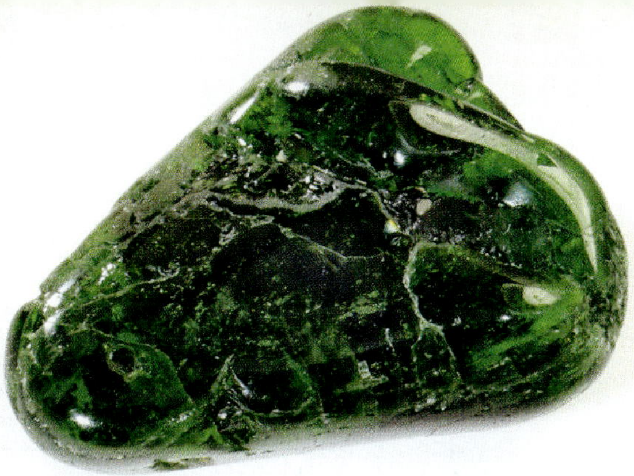

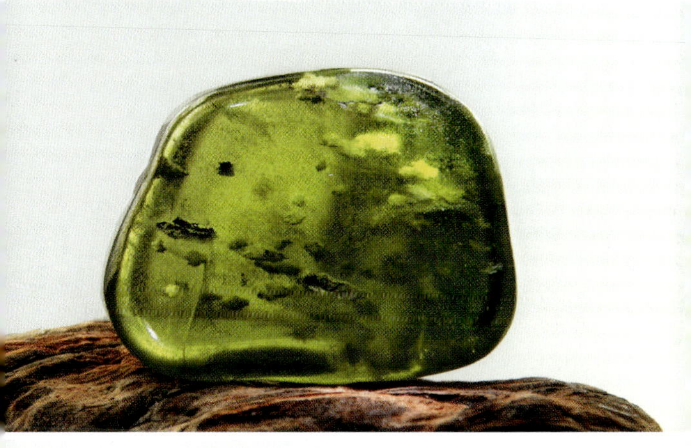

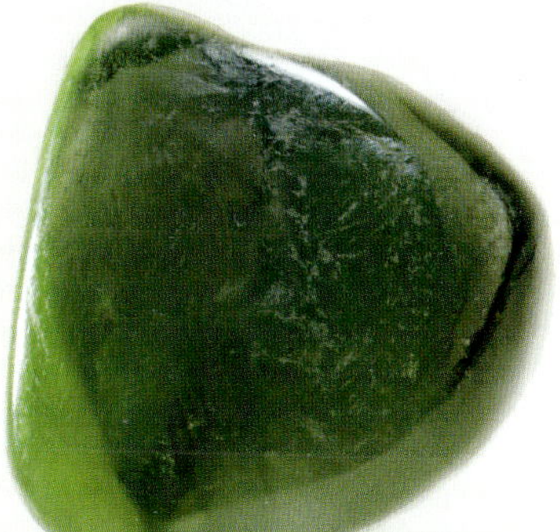

Zoisit

$Ca_2Al_3[O/OH/SiO_4/Si_2O_7]$

Ähnliche Minerale:
› Grossula

H: 6–6½; D: 3,25–3,36; Farbe: grün (auch braun, rosa, violett); Transparenz: durchsichtig bis undurchsichtig; Glanz: Glasglanz; Spaltbarkeit: sehr gut (vollkommen); Bruch: uneben; Strichfarbe: weiß. **BESCHREIBUNG** Körniges Gestein, oft mit schwarzen Amphibol- und Chromit-Einschlüssen sowie roten Rubinkristallen (»Anyolith«, kleine Abb.). **VORKOMMEN** Weltweit, das wichtigste Vorkommen Von grünem Zoisit liegt bei Longido/Tansania. **STEINHEILKUNDE** Grüner Zoisit fördert die Regeneration und Erholung. Anyolith fördert die Fruchtbarkeit. **WEITERE FARBVARIETÄTEN** des Minerals Zoisit auf S. 28, 88.

Eldarit (Meta-Rhyolith)

Al, Fe, K, Na, Si

Ähnliche Gesteine:
› grüne Rhyolithe

H: 6–7; D: 2,66–2,68; Farbe: tannengrün bis schwarz; Transparenz: undurchsichtig; Glanz: Fettglanz bis matt; Spaltbarkeit: keine; Bruch: uneben, feinkörnig; Strichfarbe: weiß. **BESCHREIBUNG** Vulkanisches, massiges, feinkörniges Gestein (Meta-Rhyolith), bestehend aus grünlichem Anorthoklas mit Quarz und schwarzen kreisförmigen oder radialstrahligen Einschlüssen von Riebeckit und Aegirin. **VORKOMMEN** Mexiko (»Nebulastein«) und Madagaskar (»Kabambastein«). **STEINHEILKUNDE** Eldarit beruhigt Ängste, Sorgen und Zweifel.

Pistazit (Epidot)

$Ca_2(Fe,Al)Al_2[O/OH/SiO_4/Si_2O_7]$

Ähnliche Minerale:
› Turmalin
› Zoisit

H: 6–7; D: 3,35–3,50; Farbe: pistaziengrün (auch dunkelgrün bis schwarz); Transparenz: durchsichtig bis undurchsichtig; Glanz: Glasglanz; Spaltbarkeit: sehr gut (vollkommen); Bruch: muschelig, splittrig; Strichfarbe: weiß. **BESCHREIBUNG** Kristalle flächenreich, mit längsgestreiften Seiten. Aggregate derb bis körnig, als Trommelstein fast schwarz. Gesteine mit Pistazit und rosa Feldspat werden »Unakit« (kleine Abb.) genannt. **VORKOMMEN** Weltweit, u. a. in Kanada, Madagaskar, Österreich, Norwegen, Pakistan, Peru, Simbabwe, Südafrika. **STEINHEILKUNDE** Pistazit fördert die Regeneration.

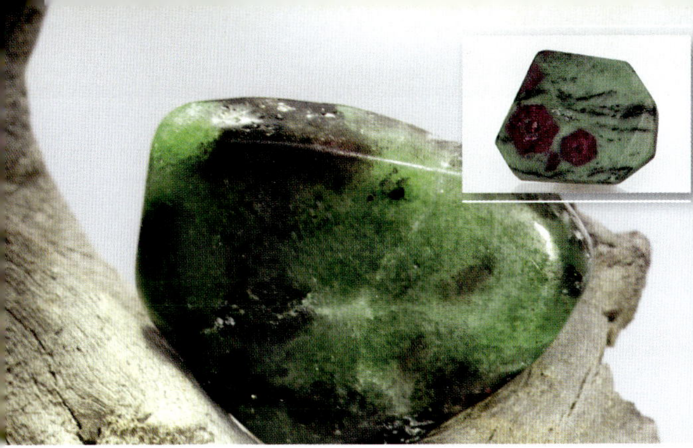
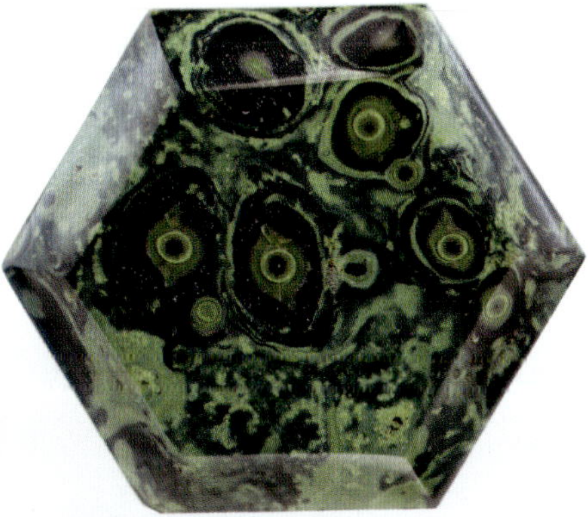
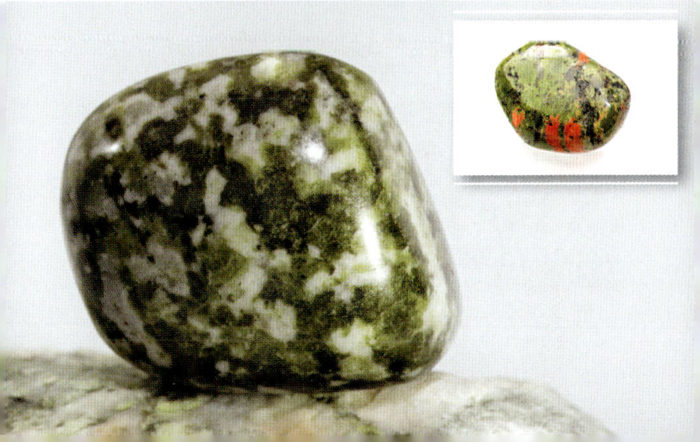

Chalcedon grün (Chrysopras, Chrom-Chalcedon, Heliotrop, Moosachat)

SiO_2 (+ Cr, Fe, Ni)

Ähnliche Minerale:
- grüner Opal (geringere D.)
- grüner Calcit
- Jadeit
- Nephrit
- Prehnit
- Variscit

H: 6½–7; D: 2,58–2,62; Farbe: Chrysopras (Abb. A) lindgrün bis apfelgrün, Chrom-Chalcedon (Abb. B) dunkelgrün, Heliotrop (Abb. C) grün mit roten Punkten, Moosachat (Abb. D) grün mit farblosen Bereichen und moosartigen Einschlüssen; Transparenz: durchsichtig bis durchscheinend; Glanz: Glas- bis Fettglanz; Spaltbarkeit: keine; Bruch: muschelig, splittrig; Strichfarbe: weiß. **BESCHREIBUNG** Aggregate faserig oder massig. Moosachat enthält moos- oder algenähnliche grüne Schlieren aus Eisensilikaten, Heliotrop rote Eisenoxid-Einlagerungen. **VORKOMMEN** Weltweit, vor allem in Botswana, Burma (Myanmar), USA (Oregon). Heliotrop in Indien, Madagaskar. Chrom-Chalcedon in Namibia. Chrysopras in Australien, Brasilien, Peru, Polen, Russland, Tansania. **STEINHEILKUNDE** Chrysopras schenkt Vertrauen und Geborgenheit und hilft, belastende Erinnerungen zu verarbeiten. Chrom-Chalcedon fördert die Unbekümmertheit und Leichtigkeit bei Kummer und Verdruss. Heliotrop stärkt die körpereigenen Abwehrkräfte bei Erkältung und Infektionen. Moosachat reinigt Gewebe, Lymphe und Atemwege. **WEITERE FARBVARIETÄTEN** des Minerals Chalcedon auf S. 36, 80, 96, 106, 114.

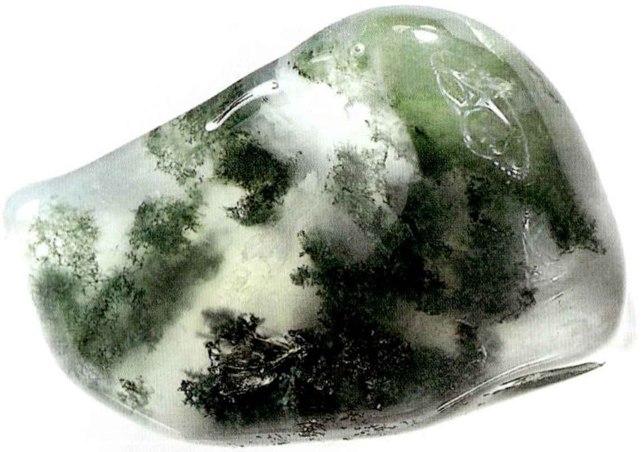

D

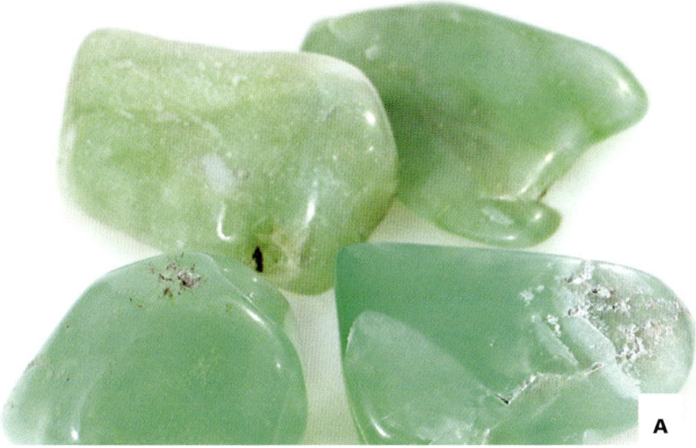

A

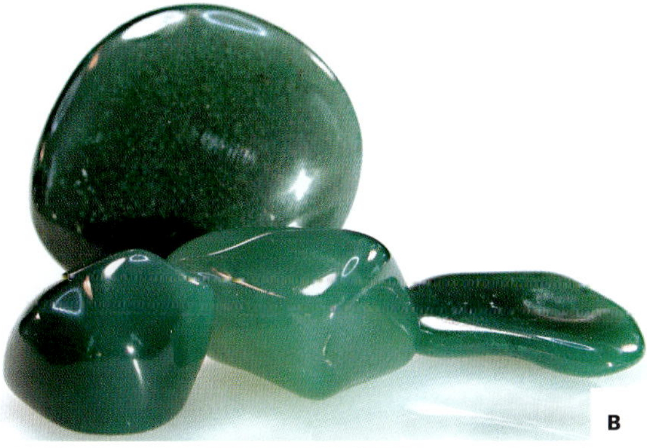

B

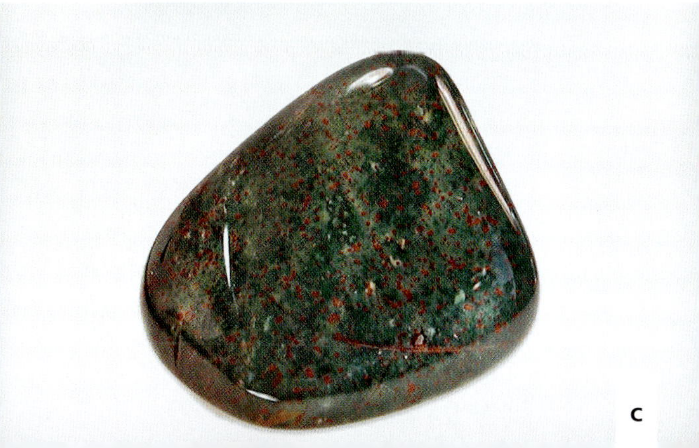

C

Regenwaldstein (Meta-Rhyolith)

SiO_2 (+ Al, Ca, Fe, Na)

Ähnliche Minerale:
- Achat (Achat-Bänderung beachten)
- Ozean-Chalcedon

H: 6½–7; D: 2,66–2,92; Farbe: grün, braun mit rundlicher Zeichnung; Transparenz: undurchsichtig bis durchscheinend; Glanz: Glasglanz bis matt; Spaltbarkeit: uneinheitlich; Bruch: uneben, körnig; Strichfarbe: weiß. **BESCHREIBUNG** Verkieseltes, quarzreiches Vulkangestein mit sphärolithischer (aus Kügelchen aufgebauter) Textur. **VORKOMMEN** Australien. **STEINHEILKUNDE** Regenwaldstein hilft bei Infektionen der Nebenhöhlen und Grippe.

Peridot (Olivin)

$(Mg,Fe)_2[SiO_4]$

Ähnliche Minerale:
- Chrom-Diopsid
- Epidot
- Grossular
- Moldavit
- Vesuvian
- Turmalin (Verdelith)

H: 6½–7; D: 3,20–3,48; Farbe: gelbgrün bis olivgrün (Olivin); Transparenz: durchsichtig bis durchscheinend; Glanz: Glasglanz; Spaltbarkeit: gut (unvollkommen); Bruch: muschelig, splittrig; Strichfarbe: weiß. **BESCHREIBUNG** Kristalle selten, meist grobkörnige Massen, daher auch meist nur kleine Trommelsteinchen. **VORKOMMEN** Alpenraum, Burma (Myanmar), China, Norwegen, Pakistan, Spanien, USA. **STEINHEILKUNDE** Peridot löst Ärger, Wut und Schuldgefühle auf und hilft, eigene Fehler zu erkennen.

Jadeit

$NaAl[Si_2O_6]$ (+ Cr, Fe)

Ähnliche Minerale:
- Nephrit (geringere D.)
- Grossular (höhere D.)

H: 6½–7; D: 3,30–3,36; Farbe: grün (auch weiß, gelb, violett, schwarz); Transparenz: durchsichtig bis undurchsichtig; Glanz: Glas- bis Fettglanz; Spaltbarkeit: gut (unvollkommen); Bruch: muschelig; Strichfarbe: weiß. **BESCHREIBUNG** Aggregate aus feinkörnigen, miteinander verzahnten Kriställchen. Oft mit dunklen Chromit-Einschlüssen. **VORKOMMEN** Burma (Myanmar), Guatemala, Japan, Russland, USA. **STEINHEILKUNDE** Jadeit schafft einen Ausgleich zwischen Aktivität und Ruhe.

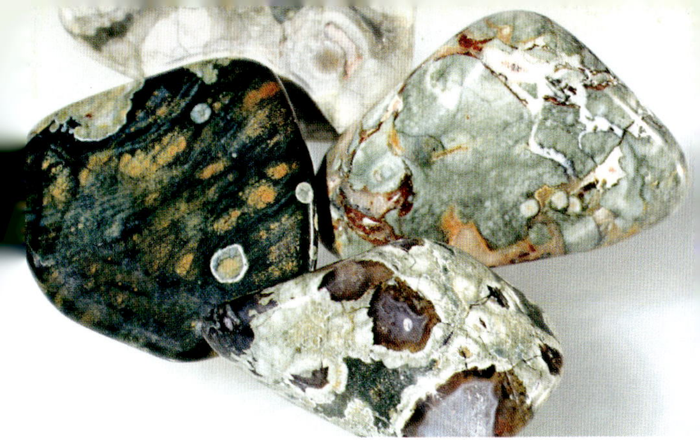

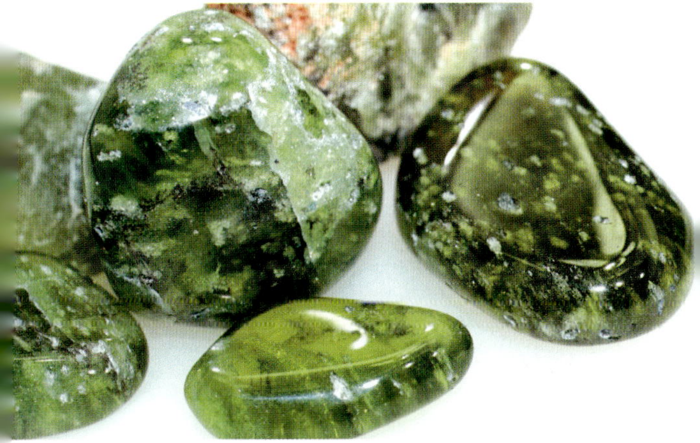

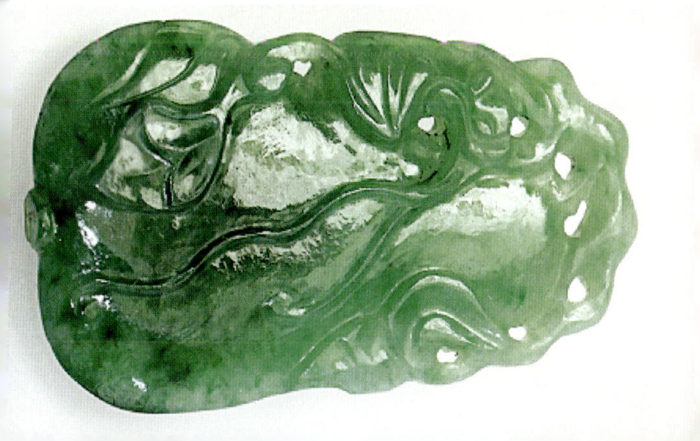

Demantoid (Andradit)

$Ca_3Fe_2[SiO_4]_3$ (+ Cr)

Ähnliche Minerale:
› Grossular
› Chrom-Diopsid
› Chrom-Turmalin

H: 6½–7; D: 3,80–3,90; Farbe: grün; Transparenz: durchsichtig bis undurchsichtig; Glanz: Glas- bis Fettglanz; Spaltbarkeit: gut (unvollkommen); Bruch: muschelig, splittrig; Strichfarbe: weiß. **BESCHREIBUNG** Kristalle oft gut ausgebildet, rundlich, selten würfelig, meist im Gestein eingewachsen. **VORKOMMEN** Madagaskar, Namibia, Russland. **STEINHEILKUNDE** Demantoid fördert Ehrlichkeit, Kreativität und Ausdauer.

Aventurin-Quarz (Fuchsit-Quarzit)

SiO_2 (+ Fuchsit)

Ähnliche Minerale:
› derber Smaragd
› Jadeit
› Nephrit
› grüner Chalcedon

H: 7; D: 2,64–2,69; Farbe: grün; Transparenz: durchscheinend bis undurchsichtig; Glanz: Glas- und Perlmuttglanz; Spaltbarkeit: keine; Bruch: muschelig, splittrig; Strichfarbe: weiß. **BESCHREIBUNG** Gestein, bestehend aus Quarzkörnern mit eingelagerten Chrom-Glimmer-(Fuchsit-)Blättchen. Immer auffällig glitzernd (»aventurisierend«). **VORKOMMEN** Brasilien, Indien, Russland, Simbabwe. **STEINHEILKUNDE** Grüner Aventurin-Quarz bringt Entspannung und Unbeschwertheit. **WEITERE FARBVARIETÄTEN** des Gesteins Quarzit auf S. 22, 90.

Verdelith (Elbait-Turmalin)

$Na(Li,Al)_3Al_6[(OH,F)(OH)_3|(BO_3)_3|Si_6O_{18}]$ (+ Fe, Mn, Ti)

Ähnliche Minerale und Imitationen:
› Chrom-Chalcedon
› Chrom-Diopsid
› Peridot
› Vesuvian
› synthetischer Spinell

H: 7–7½; D: 3,02–3,26; Farbe: grün, blaugrün bis fast schwarz. Auch mit rotem Kern (»Wassermelonen-Turmalin«, kleine Abb.); Transparenz: durchsichtig bis durchscheinend; Glanz: Glas- bis Fettglanz; Spaltbarkeit: keine; Bruch: spröde, muschelig; Strichfarbe: keine. **BESCHREIBUNG** Kristalle drei- oder sechseckig mit nach außen gewölbten, oft längsgerieften Seiten. **VORKOMMEN** Afghanistan, Brasilien, USA. **STEINHEILKUNDE** Verdelith hilft, die innere Mitte zu finden, und weckt das Interesse an Mitmenschen und Umwelt. **WEITERE FARBVARIETÄTEN** des Minerals Elbait auf S. 30, 82.

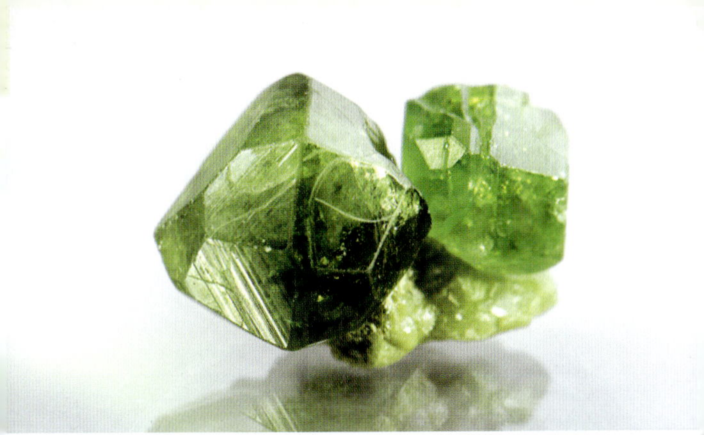
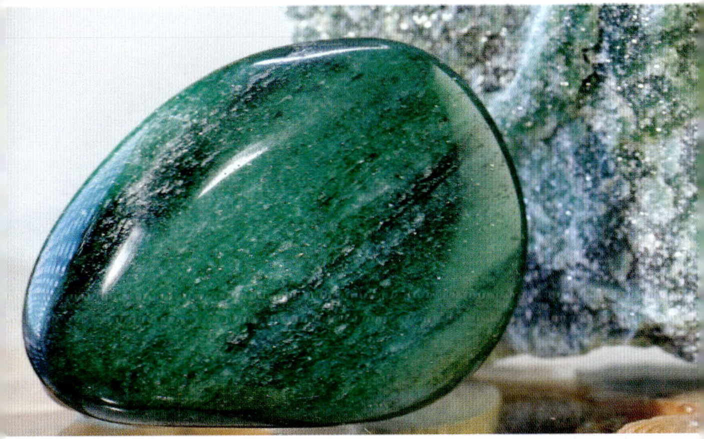
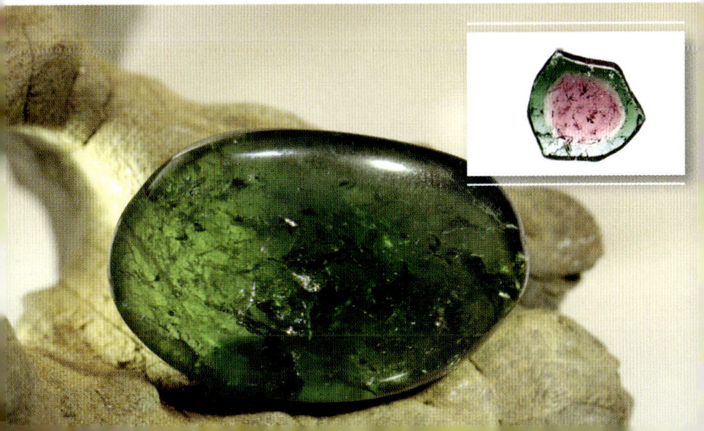

Smaragd (Beryll)

$Al_2Be_3[Si_6O_{18}]$ (+ Cr, Fe, V)

H: 7½–8; D: 2,62–2,80; Farbe: grasgrün bis hellgrün; Transparenz: durchscheinend bis durchsichtig; Glanz: Glasglanz; Spaltbarkeit: gut (unvollkommen); Bruch: uneben, spröde; Strichfarbe: keine. **BESCHREIBUNG** Kristalle mit sechsseitigem Umriss, meist im Gestein eingewachsen, manchmal sehr einschlussreich und rissig. **VORKOMMEN** Afghanistan, Australien, Brasilien, Europa, Indien, Madagaskar, Nigeria, Pakistan, Russland, West- und Südafrika, USA. **STEINHEILKUNDE** Smaragd fördert den Sinn für Ästhetik und Harmonie und bringt Erholung und Regeneration. **WEITERE FARBVARIETÄTEN** des Minerals Beryll auf S. 28, 52, 58, 82.

Ähnliche Minerale und Imitationen:
- grüner Granat (Grossular, Demantoid)
- Chrom-Diopsid
- grüner Turmalin (Verdelith)
- grüner Chalcedon
- Amazonit
- gefärbter Achat
- künstliche Produkte (Glas, synthetischer Smaragd)

Alexandrit (Chrysoberyll)

Al_2BeO_4 (+ Cr, Fe, Ti, V)

H: 8½; D: 3,70–3,72; Farbe: grün bis blaugrün im Tageslicht bzw. rot bis rotviolett im Kerzenlicht; Transparenz: durchsichtig bis undurchsichtig; Glanz: Glasglanz; Spaltbarkeit: gut (unvollkommen); Bruch: muschelig; Strichfarbe: keine. **BESCHREIBUNG** Einzelkristalle gedrungen, oft Drillinge mit sechsseitigem Umriss. Immer mit typischem Farbwechsel von Grün im Tageslicht zu Dunkelrot im Kerzen- und Glühlampenlicht. Bei facettierten Steinen sind häufig Imitationen aus violettem, synthetischem Saphir anzutreffen. **VORKOMMEN** Brasilien, Indien, Russland, Sri Lanka, Tansania, Simbabwe. **STEINHEILKUNDE** Alexandrit bringt Willensstärke und intensiviert die Gefühlswahrnehmung.

Ähnliche Minerale und Imitationen:
- Granat (Grossular, Demantoid)
- Turmalin (Verdelith)
- grüner Saphir
- künstliche Produkte (Glas, synthetischer Alexandrit/Saphir/Spinell)

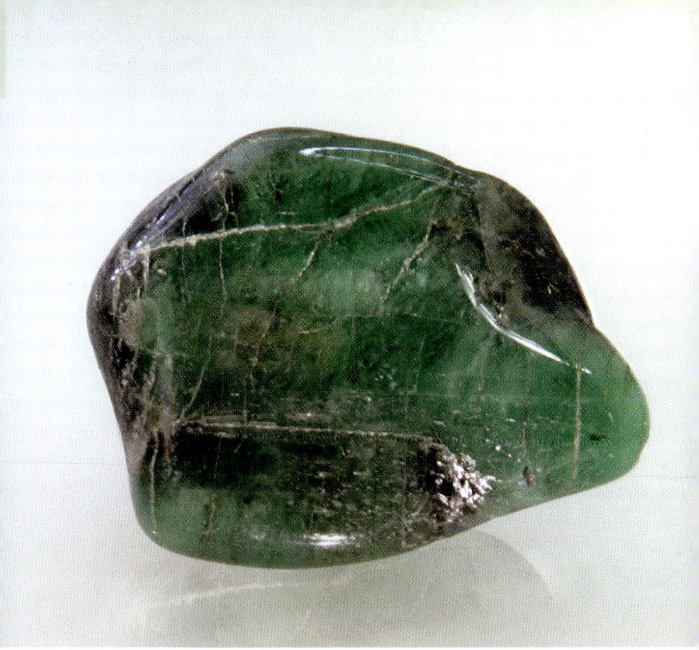

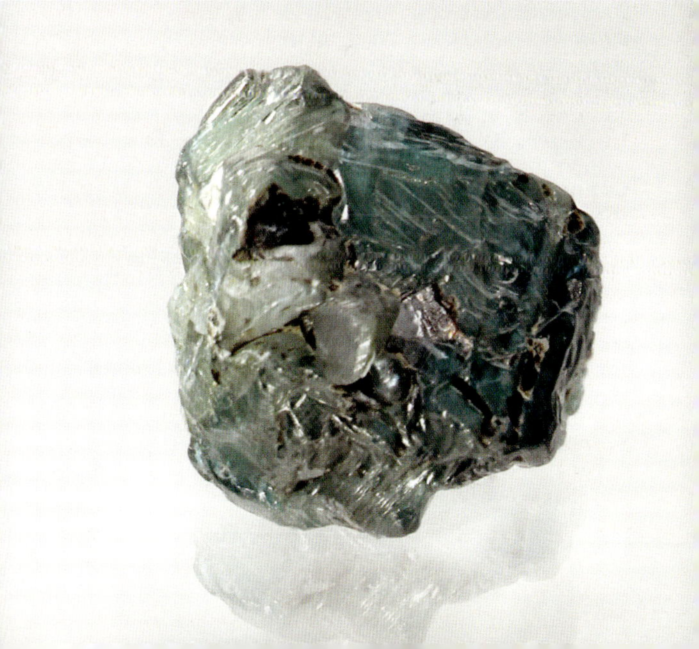

Chrysokoll
$CuSiO_3 \cdot 2\ H_2O$

Ähnliche Minerale:
› Variscit
› Türkis
(beide größere H. und D.)

H: 2–4; D: 1,93–2,45; Farbe: hellblau bis grünlich blau; Transparenz: durchscheinend bis undurchsichtig; Glanz: Glas- bis Wachsglanz; Spaltbarkeit: keine; Bruch: uneben; Strichfarbe: hellblau. **BESCHREIBUNG** Aggregate derb, dicht und knollig. Oft verwachsen mit grünem Malachit und rotbraunem Cuprit. **VORKOMMEN** Chile, Kongo, Mexiko, Peru, USA (Arizona). **STEINHEILKUNDE** Chrysokoll sorgt für Ausgeglichenheit und für einen klaren Kopf in stressigen Situationen.

Anhydrit (wasserfreier Gips)
$CaSO_4$ + Sr, Ba, Fe

Ähnliche Minerale:
› Coelestin und Baryt (beide höhere D.)
› Aragonit
› Calcit
(beide reagieren auf Säuren)

H: 3–3½; D: 2,90–3,00; Farbe: hellblau (auch weiß, grau, rötlich, violett – kleine Abb.); Transparenz: durchsichtig bis durchscheinend; Glanz: Glas- bis Fettglanz; Spaltbarkeit: sehr gut (vollkommen); Bruch: splitterig bis uneben; Strichfarbe: weiß. **BESCHREIBUNG** Kristalle dicktafelig. Aggregate feinkörnig, dicht oder faserig-strahlig. Blauer Anhydrit trägt den Handelsnamen »Angelit«. **VORKOMMEN** Weltweit, u.a. Brasilien, Chile, Deutschland, Indien, Mexiko, Peru, Polen. **STEINHEILKUNDE** Anhydrit fördert Stabilität und Stehvermögen in psychisch belastenden Situationen.

Coelestin
$SrSO_4$

Ähnliche Minerale:
› Anhydrit
› Baryt
› Calcit
(Unterscheidung durch Löslichkeit in Säure und D.)

H: 3–3½; D: 3,9–4,0; Farbe: hellblau (auch farblos, gelblich und grünlich); Transparenz: durchsichtig bis durchscheinend; Glanz: Glas- bis Perlmuttglanz; Spaltbarkeit: sehr gut (vollkommen); Bruch: muschelig, spröde; Strichfarbe: weiß. **BESCHREIBUNG** Kristalle oft gut ausgebildet in Gruppen oder Drusen. Aggregate körnig, dicht, knollig oder auch faserig. **VORKOMMEN** Madagaskar, Tunesien, USA. **STEINHEILKUNDE** Coelestin unterstützt ein strukturiertes Leben und bringt Erleichterung bei Einengungs- und Beklemmungsgefühlen (»Platzangst«).

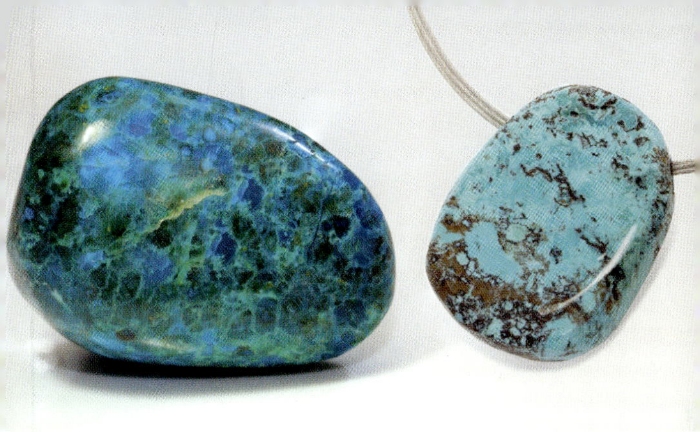

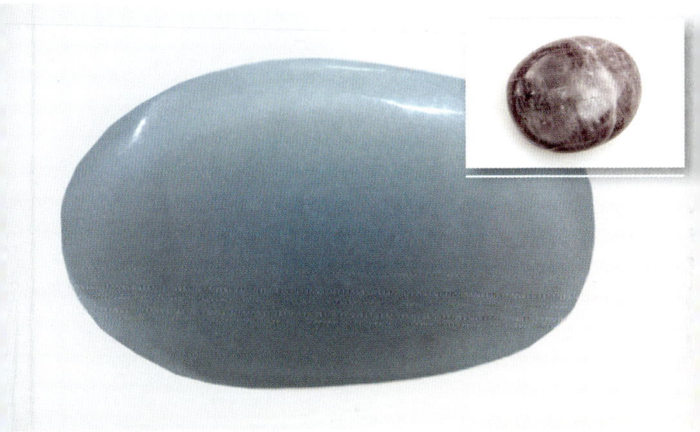

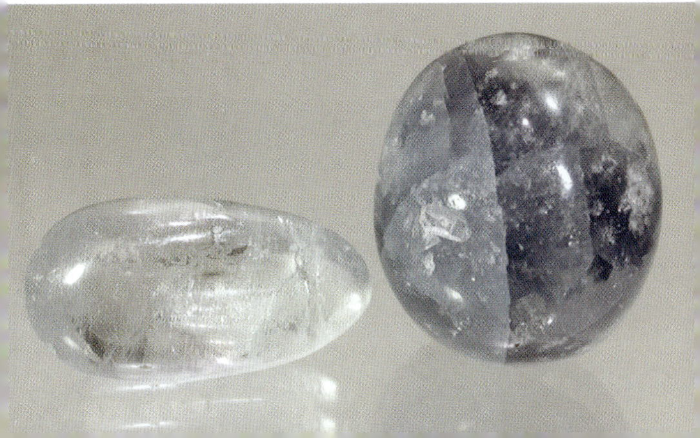

Calcit

$CaCO_3$ (+ Cu)

Ähnliche Minerale:
› Aragonit
› Baryt
› Dolomit
(Unterscheidung durch D. und Löslichkeit in Säure)

H: 3; D: 2,70–2,72; Farbe: hellblau, auch blau-weiß gebändert; Transparenz: durchscheinend bis undurchsichtig; Glanz: Glasglanz, mitunter auch Seidenglanz; Spaltbarkeit: sehr gut (vollkommen); Bruch: gerade oder faserig; Strichfarbe: weiß. **BESCHREIBUNG** Aggregate körnig oder strahlig. Reagiert schon mit schwachen Säuren unter Gasentwicklung. **VORKOMMEN** Weltweit, u. a. in Peru. **STEINHEILKUNDE** Blauer Calcit wirkt beruhigend und unterstützt ein sicheres Auftreten. **WEITERE FARBVARIETÄTEN** des Minerals Calcit S. 10, 16, 24, 34, 38, 48, 110.

Larimar (Pektolith)

$Ca_2Na[HSi_3O_9]$ + Cu

Ähnliche Minerale:
› Hemimorphit
(höhere D.)

H: 4½–5; D: 2,74–2,88; Farbe: hellblau (z. T. mit weißen Bereichen); Transparenz: durchscheinend bis undurchsichtig; Glanz: Glas- bis Seidenglanz; Spaltbarkeit: sehr gut (vollkommen); Bruch: faserig; Strichfarbe: weiß. **BESCHREIBUNG** Aggregate dicht, faserig, radialstrahlig oder mit zellähnlicher Struktur. Häufig in Knollen mit braungrauer Kruste. **VORKOMMEN** Dominikanische Republik. **STEINHEILKUNDE** Larimar bringt Offenheit und Weite und hilft, den geistigen Raum zu vergrößern und die Wahrnehmung zu erweitern.

Hemimorphit

$Zn_4[(OH)_2/Si_2O_7] \cdot H_2O$ + Cu

Ähnliche Minerale:
› Aragonit
› Calcit
(beide geringere D.)

H: 5; D: 3,30–3,50; Farbe: hellblau (auch rosa und farblos); Transparenz: durchsichtig bis undurchsichtig; Glanz: Glas- oder Seidenglanz; Spaltbarkeit: gut (vollkommen); Bruch: muschelig, faserig; Strichfarbe: weiß. **BESCHREIBUNG** Kristalle, mit unterschiedlich flächenreichen Kopfflächen. Aggregate derb, körnig, krustig, faserig und radialstrahlig. **VORKOMMEN** Weltweit, u. a. in Algerien, China, Iran, Mexiko, Russland, USA. **STEINHEILKUNDE** Hemimorphit macht ruhig und friedvoll und fördert die geistige Entwicklung.

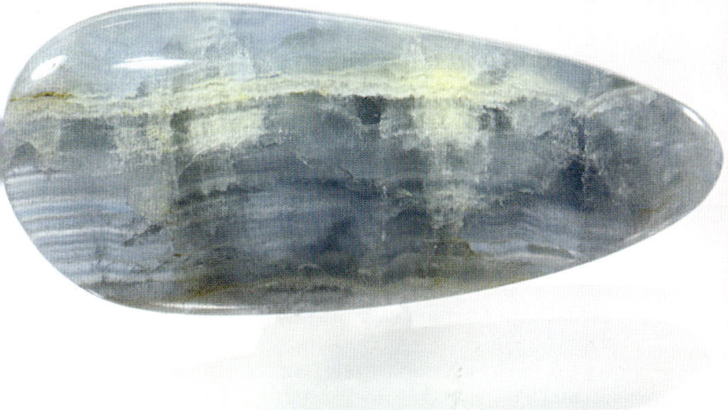
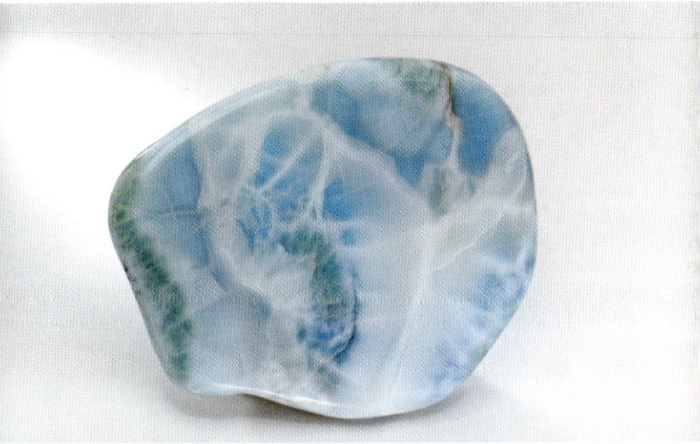
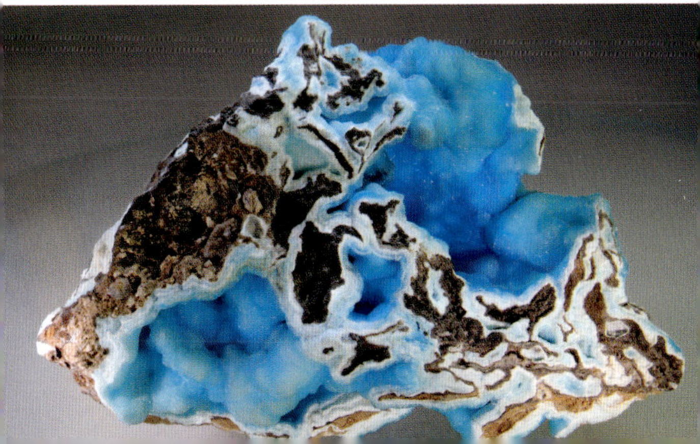

Türkis

$CuAl_6[(OH)_2/PO_4]_4 \cdot 4H_2O$

Ähnliche Minerale und Imitationen:
- Chrysokoll
- hellblau eingefärbter Magnesit
- künstl. Pressprodukte

H: 5–6; D: 2,60–2,80; Farbe: hellblau bis blaugrün (kleine Abb.); Transparenz: durchscheinend bis undurchsichtig; Glanz: Wachsglanz bis matt; Spaltbarkeit: keine; Bruch: uneben; Strichfarbe: hellblau. **BESCHREIBUNG** Aggregate knollig (Nuggets), traubig oder feinkörnig dicht. Mitunter mit goldgelben Pyrit-Einschlüssen. **VORKOMMEN** Weltweit, u. a. in Afghanistan, China, Israel, Iran, Mexiko und USA (Arizona, New Mexico). **STEINHEILKUNDE** Türkis schützt vor Fremdeinflüssen und hilft, das eigene Schicksal selbst in die Hand zu nehmen.

Chrysopal (Andenopal)

$SiO_2 \cdot n\, H_2O$ (+ Cu, Ni)

Ähnliche Minerale:
- Chalcedon (höhere D.)

H: 5½–6½; D: 1,95–2,25; Farbe: hellblau; Transparenz: durchscheinend bis undurchsichtig; Glanz: Glas- bis Fettglanz; Spaltbarkeit: keine; Bruch: muschelig, splittrig; Strichfarbe: weiß. **BESCHREIBUNG** Aggregate knollig, stalaktitisch oder nierig-traubig sowie Adern, Spalten- und Hohlraumfüllungen im Gestein. **VORKOMMEN** Peru und USA (Oregon). **STEINHEILKUNDE** Chrysopal wirkt stimmungsaufhellend und fördert die Fähigkeit zur Kommunikation. **WEITERE FARBVARIETÄTEN** des Minerals Opal auf S. 20, 24, 36, 102.

Chalcedon, blau

SiO_2

Ähnliche Minerale:
- Chrysopal (geringere D.)

H: 6½–7; D: 2,60–2,70; Farbe: blau-weiß gebändert oder homogen hellblau (kleine Abb.). Transparenz: durchscheinend; Glanz: Glas- bis Seidenglanz; Spaltbarkeit: keine; Bruch: muschelig, uneben; Strichfarbe: weiß. **BESCHREIBUNG** Aggregate aus durchscheinendem, mikrokristallinem Quarz in nierig-traubig, stalaktitisch, rosettenförmig oder gebänderter Gestalt. **VORKOMMEN** Indonesien, Namibia, Türkei, USA. **STEINHEILKUNDE** Homogen blauer Chalcedon stärkt die Geistesgegenwart, die gebänderte Version (Achat) verbessert die Kommunikationsfähigkeit. **WEITERE FARBVARIETÄTEN** des Minerals Chalcedon auf S. 36, 68, 96, 106, 114.

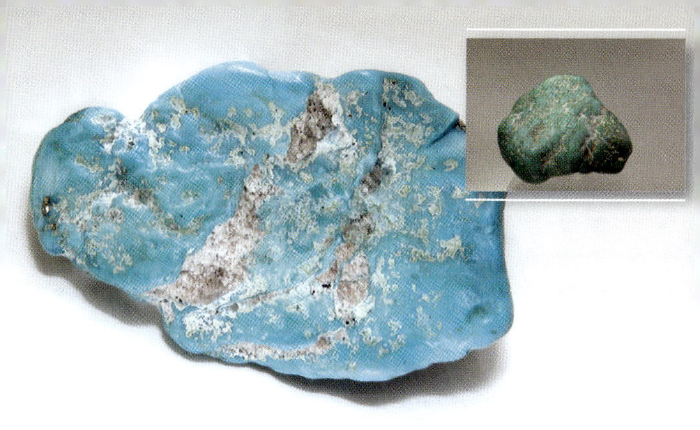

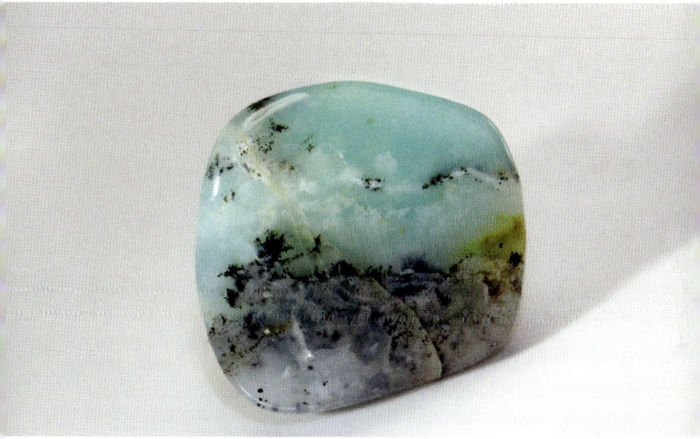

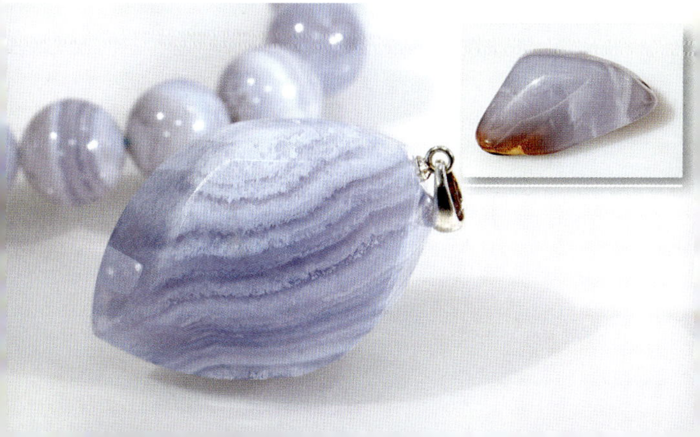

Paraiba-Turmalin (Elbait)

$Na(Li,Al)_3Al_6[(OH,F)(OH)_3|(BO_3)_3|Si_6O_{18}]$
(+ Ti, Cu)

Ähnliche Minerale:
› hellblauer Apatit (S. 86)
› Chrysopal
(beide geringere Härte)

H: 7–7½; D: 3,02–3,26; Farbe: hellblau; Transparenz: durchsichtig (kleine Abb.) bis durchscheinend; Glanz: Glas- bis Fettglanz; Spaltbarkeit: keine; Bruch: spröde, muschelig; Strichfarbe: weiß. **BESCHREIBUNG** Kristalle drei- oder sechseckig mit nach außen gewölbten, oft längsgerieften Seiten. Aggregate oft verwachsen mit rosa und grünem Elbait-Turmalin (kleine Abb.). Facettierte Steine sind selten größer als 8–10 mm im Durchmesser. **VORKOMMEN** Brasilien, Mosambik, Nigeria. **STEINHEILKUNDE** Paraiba-Turmalin weckt ein Gefühl für die Schönheit dieser Welt und stärkt die Liebe zur Welt und allen Wesen. **WEITERE FARBVARIETÄTEN** des Minerals Elbait auf S. 30, 72.

Aquamarin (Beryll)

$Al_2Be_3[Si_6O_{18}]$ (+Fe)

Ähnliche Minerale:
› Apatit (geringere H.)
› hellblauer Topas (S. 14)
› Paraiba-Turmalin
(beide größere D.)

H: 7½–8; D: 2,65–2,75; Farbe: hellblau bis grünlich blau; Transparenz: durchscheinend bis durchsichtig; Glanz: Glasglanz; Spaltbarkeit: gut (unvollkommen); Bruch: uneben, spröde; Strichfarbe: keine. **BESCHREIBUNG** Kristalle meist langsäulig, mit sechsseitigem Umriss und mitunter vertikaler Streifung, seltener tafelig. Oft frei aufgewachsen oder im Muttergestein eingebettet. Ein Großteil der Handelsware wird durch Brennen von grünlich blauem Beryll gewonnen. **VORKOMMEN** U.a. in Afghanistan, Brasilien, Indien, Mosambik, Pakistan, Sri Lanka. **STEINHEILKUNDE** Aquamarin fördert geistige Offenheit, Weitblick und Voraussicht. Er bringt Leichtigkeit und Gelassenheit sowie Disziplin und Ausdauer. **WEITERE FARBVARIETÄTEN** des Minerals Beryll auf S. 28, 52, 58, 74.

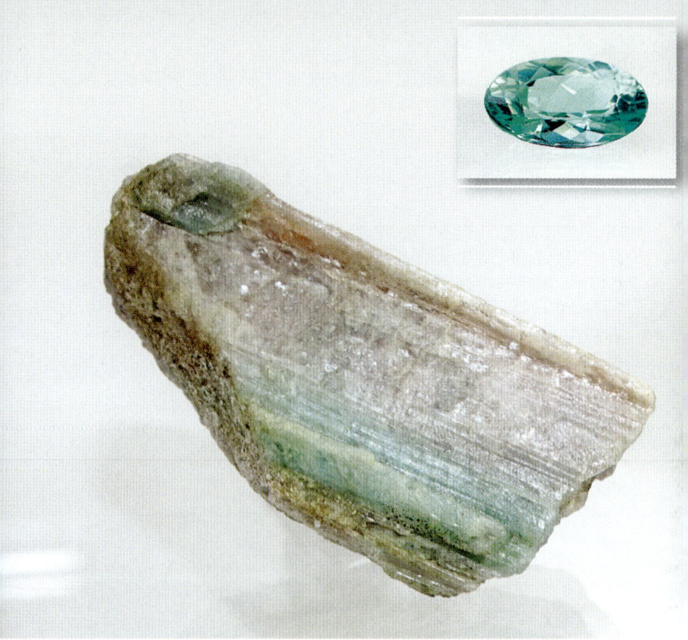
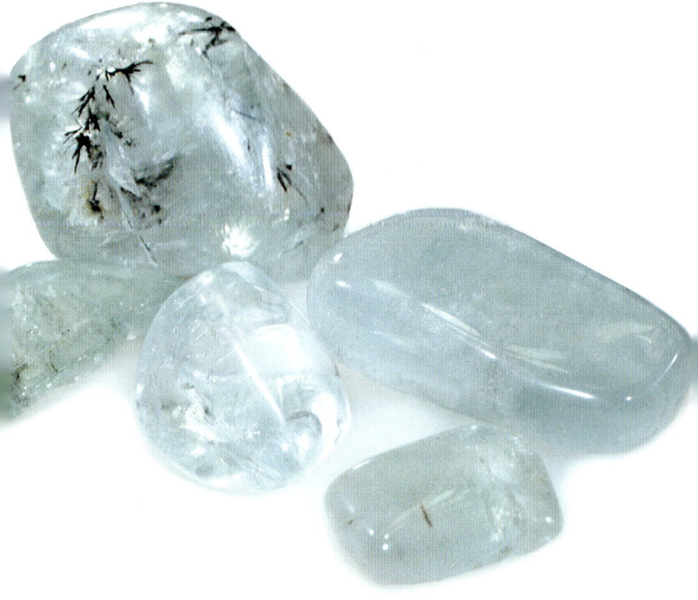

Baryt

$BaSO_4$

Ähnliche Minerale:
- Anhydrit
- Apatit
- Calcit
- Coelestin

(alle geringere D.)

H: 3–3½; D: 4,51–4,95; Farbe: blau (auch weiß bis beige, braun bis orange); Transparenz: durchscheinend bis undurchsichtig; Glanz: Glasglanz; Spaltbarkeit: sehr gut (vollkommen); Bruch: spätig; Strichfarbe: weiß. **BESCHREIBUNG** Aggregate feinkörnig derb, auffallend schwer und oft von geraden Rissen durchzogen. **VORKOMMEN** Weltweit, u. a. Deutschland, England, Frankreich, Rumänien, Slowakei, USA. **STEINHEILKUNDE** Blauer Baryt stärkt das Leistungsvermögen und die Konzentration. **WEITERE FARBVARIETÄTEN** des Minerals Baryt auf S. 18, 36.

Shattuckit

$Cu_5[OH|Si_2O_6]_2$

Ähnliche Minerale:
- Chrysokoll (helleres Blau, geringere D.)
- Azurit (geringere D.)

H: 3½; D: 4,1–4,2; Farbe: dunkelblau; Transparenz: durchscheinend bis undurchsichtig; Glanz: Seidenglanz; Spaltbarkeit: sehr gut (vollkommen); Bruch: muschelig; Strichfarbe: hellblau. **BESCHREIBUNG** Aggregate radialstrahlig oder massig, sehr häufig mit Chrysokoll, Malachit und Quarz verwachsen. **VORKOMMEN** Argentinien, Kongo, Mexiko, Namibia, USA. **STEINHEILKUNDE** Shattuckit gibt Leichtigkeit im Leben und Spaß am Sein.

Azurit

$Cu_3[(OH)_2/(CO_3)_2]$

Ähnliche Minerale:
- Apatit
- Baryt
- Lapislazuli
- Shattuckit
- Sodalith

H: 3½–4; D: 3,77–3,80; Farbe: azurblau bis blauschwarz; Transparenz: durchscheinend bis undurchsichtig; Glanz: Glasglanz; Spaltbarkeit: sehr gut (vollkommen); Bruch: muschelig, spröde; Strichfarbe: hellblau. **BESCHREIBUNG** Kristalle sehr selten, Aggregate rosettenartig, kugelig oder in Form dichter, erdiger Massen. Oft zusammen mit Malachit (kleine Abb.). **VORKOMMEN** U. a. in Australien, Chile, Marokko, Mexiko, Namibia, USA (Arizona, Utah). **STEINHEILKUNDE** Azurit fördert Bewusstheit und Selbsterkenntnis.

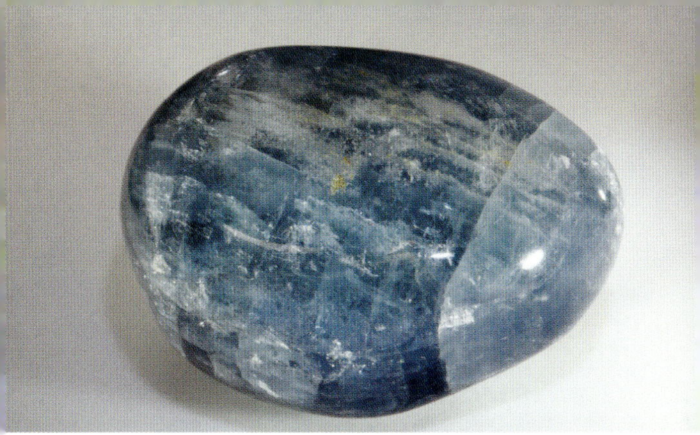

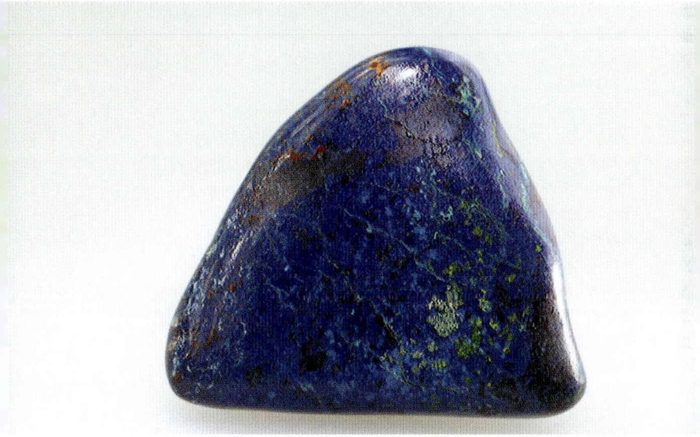

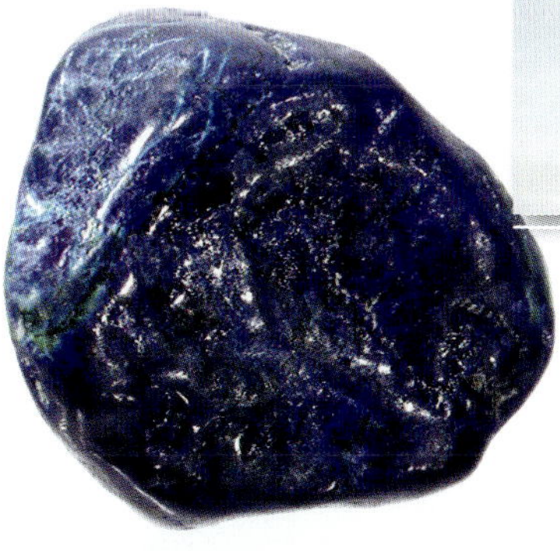

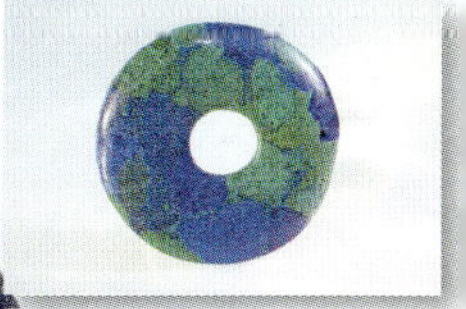

Apatit

$Ca_5(F,Cl,OH)[PO_4]_3$

Ähnliche Minerale:
› Calcit (geringere H.)
› Aquamarin
› Saphir
› Topas
› Turmalin
(alle größere H.)

H: 5; D: 3,11–3,35; Farbe: blau bis neonblau (kleine Abb.), auch farblos, schwarz, grün, gelb, rosa bis rot; Transparenz: durchsichtig bis undurchsichtig; Glanz: Glas- bis Fettglanz; Spaltbarkeit: gut bis sehr gut; Bruch: muschelig, uneben; Strichfarbe: weiß. **BESCHREIBUNG** Kristalle selten, mit sechsseitigem Umriss. Aggregate körnig-derb. **VORKOMMEN** Brasilien, Kanada, Russland. **STEINHEILKUNDE** Blauer Apatit stärkt die Motivation und fördert zielstrebiges Handeln.

Lapislazuli

Skarngestein mit Lasurit

Ähnliche Minerale und Imitationen:
› Azurit
› Sodalith
› gefärbter Jaspis
› Pressprodukte »nach Art von Lapislazuli«

H: 5–6; D: 2,40–3,00; Farbe: blau, oft mit weißen und goldgelben Bereichen; Transparenz: undurchsichtig; Glanz: Fettglanz bis matt; Spaltbarkeit: uneinheitlich; Bruch: muschelig, körnig; Strichfarbe: hellblau. **BESCHREIBUNG** Gestein feinkörnig-dicht oder körnig-derb, bestehend aus blauem Lasurit, goldgelbem Pyrit und weißem Calcit oder Diopsid. **VORKOMMEN** Afghanistan, Chile, Kanada, Russland. **STEINHEILKUNDE** Lapislazuli fördert Wahrheit, Aufrichtigkeit, Würde und Freundschaft.

Sodalith

$Na_8[Cl_2/(AlSiO_4)_6]$

Ähnliche Minerale:
› Azurit
› Lapislazuli
(beide hellblaue Strichfarbe)

H: 5½–6; D: 2,13–2,29; Farbe: dunkelblau; Transparenz: durchscheinend bis undurchsichtig; Glanz: Glas- bis Fettglanz; Spaltbarkeit: gut (unvollkommen); Bruch: uneben; Strichfarbe: weiß. **BESCHREIBUNG** Kristalle sehr selten, Aggregate derb oder körnig, oft von weißen Adern durchzogen. Geschliffen manchmal mit seidigem Schimmer. **VORKOMMEN** Afghanistan, Brasilien, Kanada, Namibia, Norwegen, Russland. **STEINHEILKUNDE** Sodalith fördert das Streben nach Wahrheit.

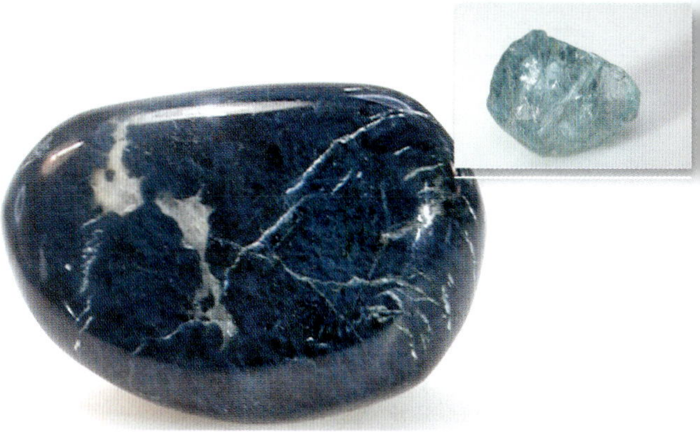

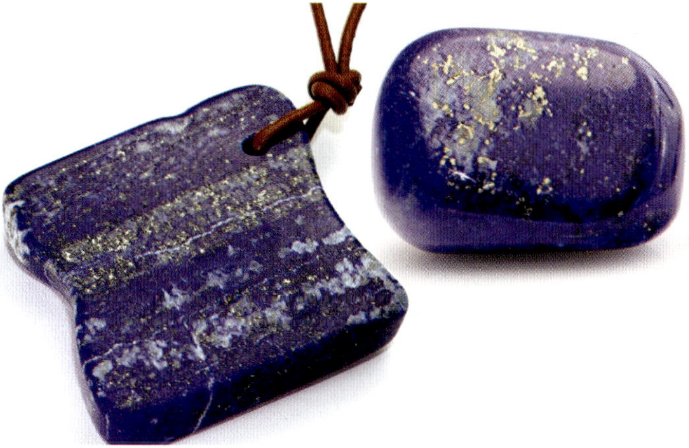

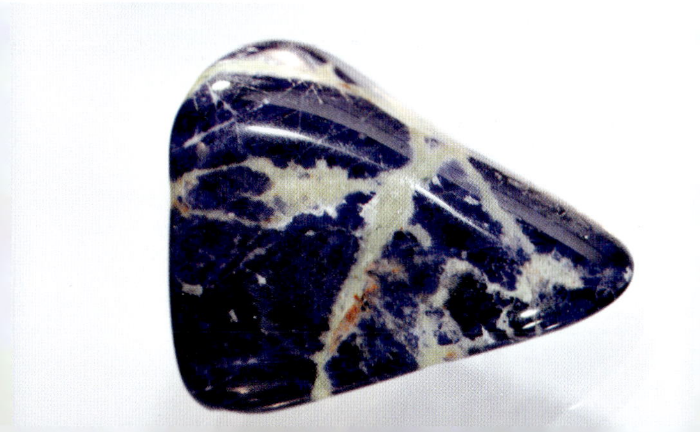

Disthen (Kyanit)

Al_2SiO_5

Ähnliche Minerale:
- › Aquamarin
- › Baryt
- › Calcit
- › Cordierit
- › Saphir

H: 6–7 (längs)/4–4½ (quer); D: 3,53–3,69; Farbe: dunkelblau (auch grau, grün, orange – kleine Abb.); Transparenz: durchsichtig bis undurchsichtig; Glanz: Glas- bis Fettglanz; Spaltbarkeit: sehr gut (vollkommen); Bruch: faserig, spröde; Strichfarbe: weiß. **BESCHREIBUNG** Kristalle langsäulig, breitstängelig oder linealartig. Aggregate strahlig, spießig, faserig. Geschliffene Steine oft mit vielen geraden Rissen. **VORKOMMEN** Weltweit, u. a. in Brasilien, Indien, Russland. **STEINHEILKUNDE** Disthen hilft, die eigene Identität selbst in schwierigsten Situationen zu wahren.

Cordierit (Iolith)

$(Mg,Fe)_2Al_3[AlSi_5O_{18}]$ (+ Mn, Na, Zr)

Ähnliche Minerale:
- › Saphir (höhere H.)
- › Tansanit (höhere D.)

H: 7; D: 2,58–2,66; Farbe: dunkelblau; Transparenz: durchsichtig bis durchscheinend; Glanz: Glas- bis Fettglanz; Spaltbarkeit: gut (unvollkommen); Bruch: muschelig, spröde; Strichfarbe: weiß. **BESCHREIBUNG** Kristalle selten gut ausgebildet, meist eingewachsen im Gestein. Häufiger dichte Massen. Iolith mit glitzernden Hämatit-Einlagerungen wird »Iolith-Sonnenstein« (Aventurin-Iolith) genannt (kleine Abb.). **VORKOMMEN** U. a. in Brasilien, Indien, Madagaskar, Sri Lanka. **STEINHEILKUNDE** Cordierit stärkt das Pflichtgefühl und hilft, Verantwortung zu übernehmen.

Aventurin-Quarz (Dumortierit-Quarzit)

SiO_2 + Dumortierit

Ähnliche Minerale:
- › Iolith-Sonnenstein (besitzt kupferfarbene Einschlüsse)

H: 7; D: 2,64–2,69; Farbe: dunkel- bis hellblau; Transparenz: durchscheinend bis undurchsichtig; Glanz: Glasglanz; Spaltbarkeit: uneinheitlich; Bruch: muschelig, splittrig; Strichfarbe: weiß. **BESCHREIBUNG** Gestein bestehend aus Quarzkörnern mit eingelagerten blauen Dumortierit-Stäbchen. Auffällig glitzernd (»aventurisierend«). **VORKOMMEN** Brasilien, Indien. **STEINHEILKUNDE** Blauer Aventurin-Quarz bringt Gelassenheit. Er beruhigt, entspannt, lindert Nervosität und Stress. **WEITERE FARBVARIETÄTEN** des Gesteins Quarzit auf S. 22, 72.

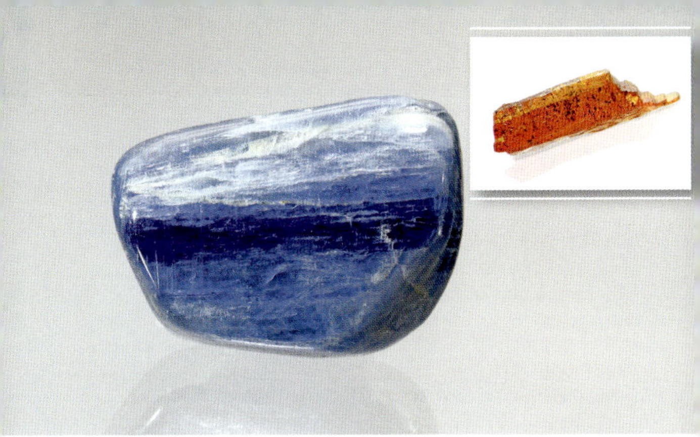
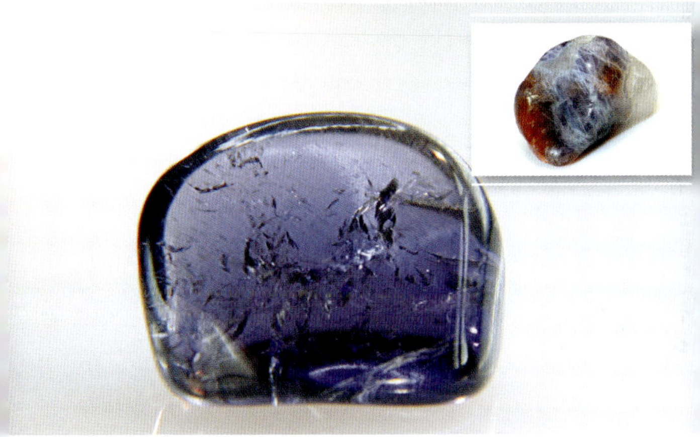
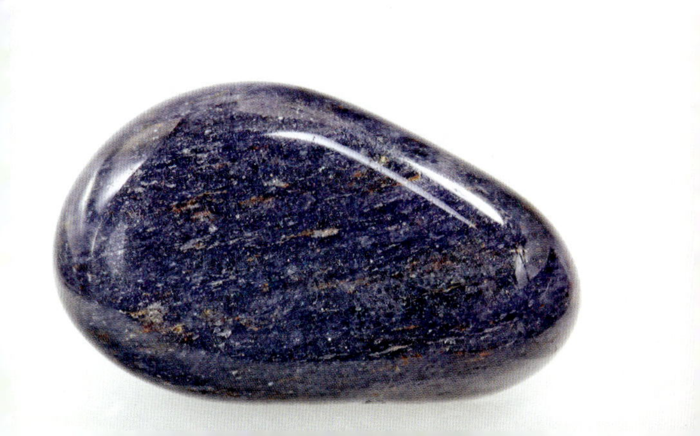

Tansanit (Zoisit)

$Ca_2Al_3[O/OH/SiO_4/Si_2O_7]$

Ähnliche Minerale und Imitationen:
- Cordierit (geringere D.)
- Saphir (größere H.)
- Kunstprodukte (Glas, Synthesen)

H: 6½–7; D: 3,33–3,36; Farbe: blau bis blauviolett (auch grünlich, gelblich, orange); Transparenz: durchsichtig bis undurchsichtig; Glanz: Glasglanz; Spaltbarkeit: sehr gut (vollkommen); Bruch: uneben; Strichfarbe: weiß. **BESCHREIBUNG** Kristalle stängelig, vertikal gestreift, oft rissig im Gestein eingewachsen. Aggregate derb, strahlig. Kristalle zeigen unterschiedliche Farbe (dunkelblau, grüngelb und rotviolett) in verschiedenen Blickrichtungen. Ein Großteil der Handelsware wird durch Brennen von braunem Zoisit gewonnen. **VORKOMMEN** Tansania, wo er nur in der Gegend von Arusha gefunden wird. **STEINHEILKUNDE** Tansanit ermöglicht, die eigene innere Berufung zu erkennen und Sinnfragen zu klären. **WEITERE FARBVARIETÄTEN** des Minerals Zoisit auf S. 28, 66.

Saphir (Korund)

Al_2O_3 (+ Cr, Fe, Ti, V)

Ähnliche Minerale und Imitationen:
- Cordierit
- Disthen
- Tansanit

(alle deutlich geringere H.)
- Kunstprodukte (Glas, synthetischer Spinell/Korund)

H: 9; D: 3,97–4,05; Farbe: blau (auch gelb, grün, orange, rosa, schwarz); Transparenz: durchsichtig bis undurchsichtig; Glanz: Glasglanz; Spaltbarkeit: undeutlich; Bruch: kleinmuschelig, uneben, splittrig; Strichfarbe: keine. **BESCHREIBUNG** Kristalle tönnchenförmig oder dipyramidal mit sechsseitigem Umriss, meist im Gestein eingewachsen, selten frei aufgewachsen. Aggregate körnig, dicht. Auch als Geröll in Flussablagerungen, zusammen mit Spinell, Granat und Zirkon. **VORKOMMEN** U. a. in Australien, Burma (Myanmar), China, Indien, Madagaskar, Sri Lanka, Tansania, Thailand, USA. **STEINHEILKUNDE** Blauer Saphir führt zu innerer Ruhe und hilft, die Gedanken zu fokussieren. **WEITERE FARBVARIETÄTEN** des Minerals Korund auf S. 32.

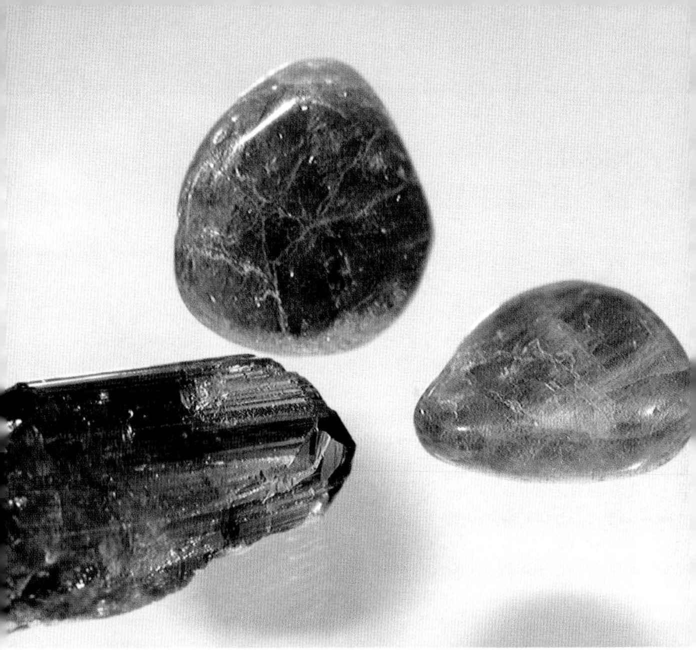
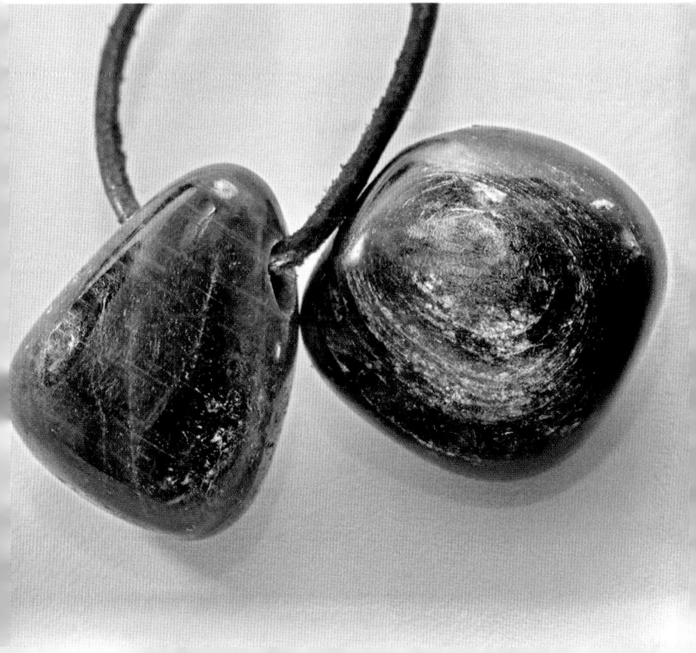

Stichtit

$Mg_6Cr_2(CO_3)(OH)_{16} \cdot 4H_2O$

Ähnliche Minerale:
› Lepidolith (größere H. und D.)

H: 1½–2; D: 2,15–2,22; Farbe: blauviolett; Transparenz: durchscheinend bis undurchsichtig; Glanz: Wachs- bis Harzglanz oder matt; Spaltbarkeit: sehr gut (vollkommen); Bruch: körnig; Strichfarbe: schwach lila. **BESCHREIBUNG** Aggregate blättrig, faserig. Oft vergesellschaftet mit Serpentin (kleine Abb.). Reagiert schwach mit Säuren unter Gasentwicklung. Mit dem Fingernagel ritzbar. **VORKOMMEN** Australien (Tasmanien). **STEINHEILKUNDE** Stichtit beruhigt Sorgen und innere Aufruhr und setzt Energie frei für Veränderungen.

Lepidolith

$K(Li,Al)_3[(OH,F)_2/AlSi_3O_{10}]$ + Cs, Fe, Mn

Ähnliche Minerale:
› Lavendeljade
› Lavendelchalcedon
(beide größere H.)

H: 2½–3; D: 2,8–2,9; Farbe: rotviolett bis blauviolett; Transparenz: durchscheinend bis undurchsichtig; Glanz: Glas- bis Perlmuttglanz; Spaltbarkeit: ausgezeichnet (sehr vollkommen); Bruch: biegsam; Strichfarbe: weiß. **BESCHREIBUNG** Kristalle schuppig, blättrig, in Form tafeliger Platten; Aggregate feinkörnig, dicht. **VORKOMMEN** Brasilien, Madagaskar, Namibia, USA. **STEINHEILKUNDE** Lepidolith dient dem Schutz vor äußerer Beeinflussung und der Abgrenzung in Menschenmengen.

Fluorit

CaF_2

Ähnliche Minerale:
› Amethyst (größere H.)

H: 4–4½; D: 3,05–3,25; Farbe: violett (auch blau, grün, gelb, farblos) oder mehrfarbig (kleine Abb.); Transparenz: durchsichtig bis durchscheinend; Glanz: Glasglanz; Spaltbarkeit: sehr gut (vollkommen); Bruch: spröde; Strichfarbe: weiß. **BESCHREIBUNG** Kristalle würfelig oder oktaedrisch, meist mit gut erkennbaren Spaltebenen; mit einem Messer leicht ritzbar. **VORKOMMEN** Im Alpenraum, Argentinien, England, Mexiko, China. **STEINHEILKUNDE** Violetter Fluorit hilft bei Lern- und Konzentrationsstörungen und stärkt das Gedächtnis. **WEITERE FARBVARIETÄTEN** des Minerals Fluorit auf S. 62.

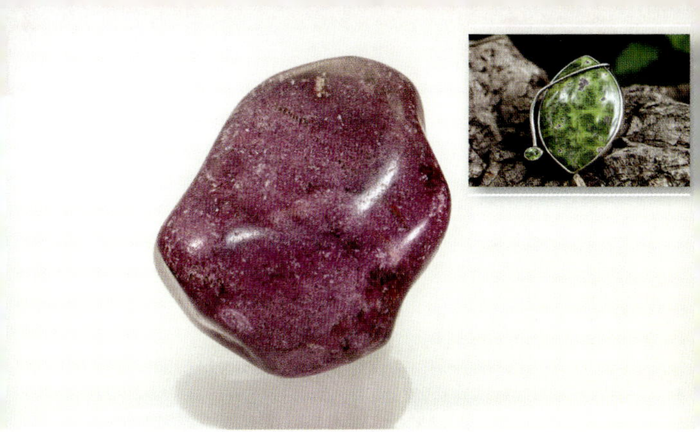

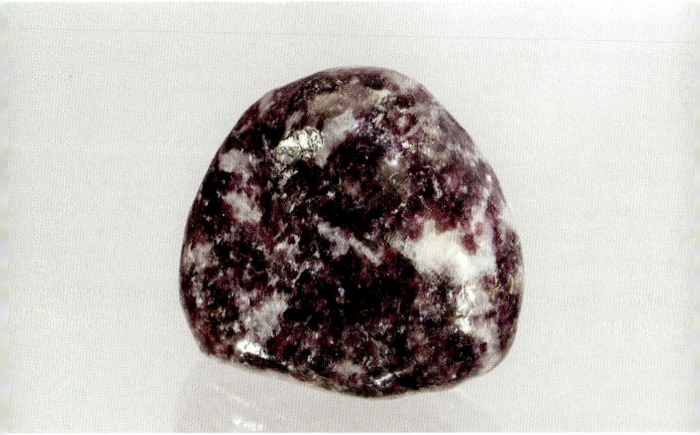

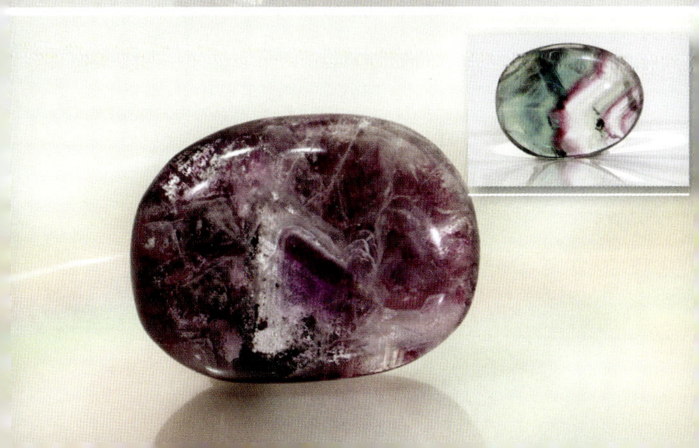

Hydrofluorit

$CaF_2 \cdot H_2O$

Ähnliche Minerale:
› Lavendeljade
› Lavendelchalcedon
(beide größere H.)

H: 4–4½; D: 3,10–3,12; Farbe: violett (auch grün); Transparenz: durchscheinend; Glanz: Glasglanz; Spaltbarkeit: gut (unvollkommen); Bruch: spröde; Strichfarbe: weiß. **BESCHREIBUNG** Aggregate mit faseriger Textur und ungleichmäßiger Farbverteilung. Mit dem Messer leicht ritzbar. **VORKOMMEN** Türkei. **STEINHEILKUNDE** Violetter Hydrofluorit bringt Ordnung in die Gedanken und hilft, sich besser zu organisieren.

Charoit

$(Ca,Na)_4(K,Sr,Ba)_2[(OH,F)_2Si_9O_{22}] \cdot H_2O$

Ähnliche Minerale:
› keine, wegen der typischen Faserstruktur

H: 5–6; D: 2,54–2,78; Farbe: violett; Transparenz: partiell durchscheinend bis undurchsichtig; Glanz: Glas- bis Seidenglanz; Spaltbarkeit: gut (unvollkommen); Bruch: uneben; Strichfarbe: weiß. **BESCHREIBUNG** Aggregate mit dichten oder radialstrahlig bis wellig gebogenen seidenglänzenden Fasern immer im Muttergestein. **VORKOMMEN** Russland (Sibirien). **STEINHEILKUNDE** Charoit hilft, chaotische Zeiten zu meistern und Berge unerledigter Dinge abzuarbeiten.

Sugilith

$KNa_2(Fe,Mn,Al)_2Li_3[Si_{12}O_{30}]$

Ähnliche Minerale:
› Lavendeljade (größere D.)
› Lepidolith (geringere H.)

H: 5½–6½; D: 2,69–2,78; Farbe: blass bis intensiv violett; Transparenz: durchscheinend bis undurchsichtig; Glanz: Glasglanz bis matt; Spaltbarkeit: undeutlich; Bruch: uneben; Strichfarbe: weiß. **BESCHREIBUNG** Kristalle extrem selten, Aggregate derb bis feinkörnig, oft dunkel gebändert und mit braunschwarzen Manganmineralen durchsetzt. **VORKOMMEN** Südafrika, Japan. **STEINHEILKUNDE** Sugilith gibt Kraft, sich selbst treu zu bleiben und Vorhaben unbeirrt zu vollenden.

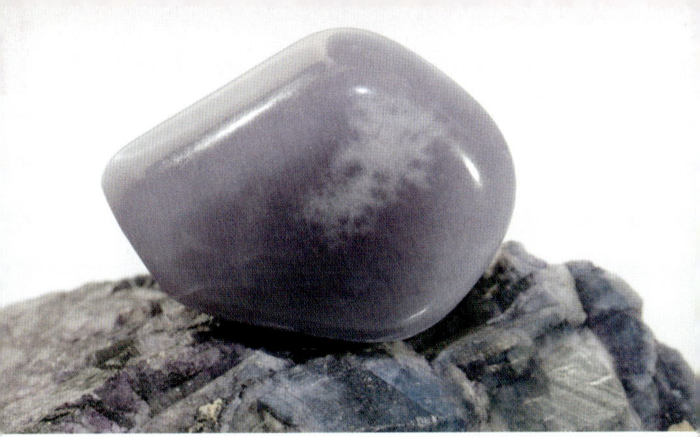

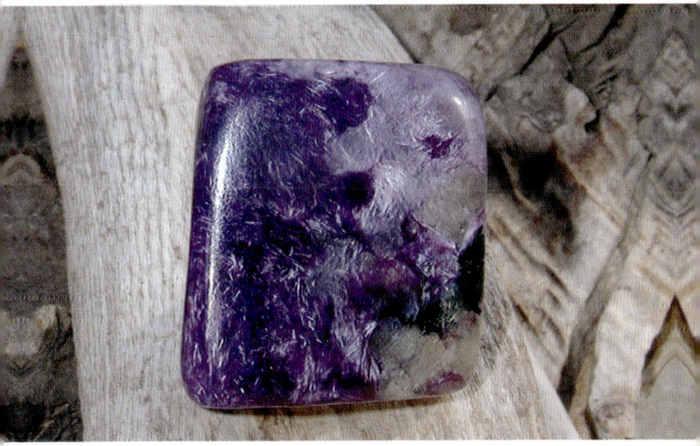

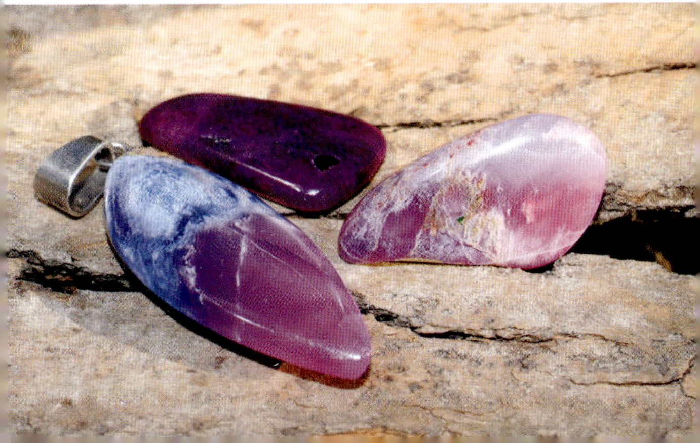

Lavendelchalcedon

SiO_2 (+ Mn, Fe)

Ähnliche Minerale:
› Lavendeljade (größere D.)

H: 6½–7; D: 2,58–2,64; Farbe: fliederfarben, lila; Transparenz: durchscheinend; Glanz: Glas- bis Seidenglanz; Spaltbarkeit: keine; Bruch: muschelig, uneben; Strichfarbe: weiß. **BESCHREIBUNG** Farbverteilung oft uneinheitlich, fleckig oder in fließendem Übergang. **VORKOMMEN** Indonesien, Madagaskar. **STEINHEILKUNDE** Lavendelchalcedon fördert das Verständnis für die Bedürfnisse anderer und verstärkt das Feingefühl. **WEITERE FARBVARIETÄTEN** des Minerals Chalcedon auf S. 36, 68, 80, 106, 114.

Lavendeljade

Jadeit-Metagranitoid-Gestein

Ähnliche Minerale:
› Lavendelchalcedon (geringere D.)

H: 6½–7; D: 3,30–3,36; Farbe: lila bis fliederfarben; Transparenz: undurchsichtig, selten partiell durchscheinend; Glanz: Glasglanz; Spaltbarkeit: keine; Bruch: rau, uneben; Strichfarbe: weiß. **BESCHREIBUNG** Gestein dicht, feinkörnig, unregelmäßig gesprenkelt oder gemasert. Besteht aus bis zu 50% Jadeit. **VORKOMMEN** Türkei, USA. **STEINHEILKUNDE** Lavendeljade aus der Türkei bringt Harmonie und innerer Frieden.

Amethyst (Kristallquarz)

SiO_2 (+ Fe)

Ähnliche Minerale:
› Fluorit
› Skapolith
(beide geringere H.)

H: 7; D: 2,63–2,65; Farbe: violett; Transparenz: durchsichtig bis durchscheinend; Glanz: Glas- bis Fettglanz; Spaltbarkeit: keine; Bruch: muschelig; Strichfarbe: weiß. **BESCHREIBUNG** Kristalle sechsseitig, prismatisch, mit Spitze. Auch mit gelben Zonen (»Ametrin«, kleine Abb.). **VORKOMMEN** Australien, Brasilien, Mexiko, Namibia, Sambia, Uruguay. **STEINHEILKUNDE** Amethyst fördert Wachheit und Konzentration. **WEITERE FARBVARIETÄTEN** des Minerals Quarz auf S. 12, 28, 52, 106.

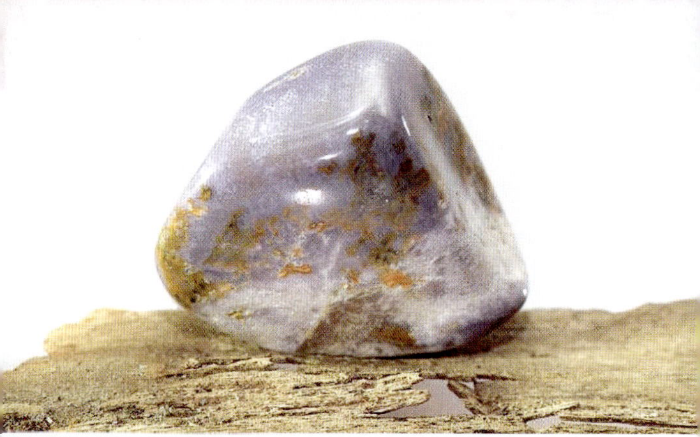

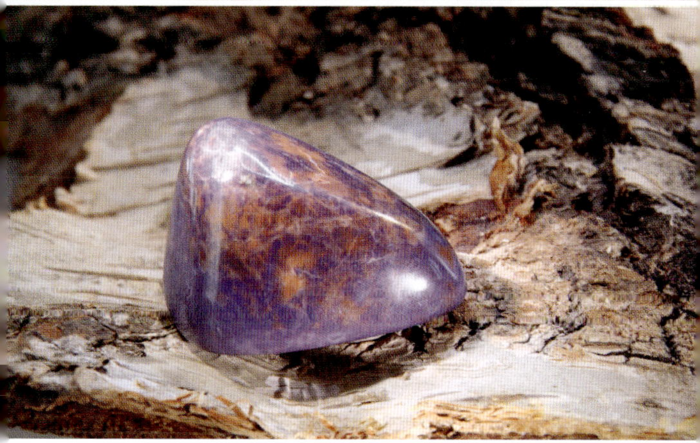

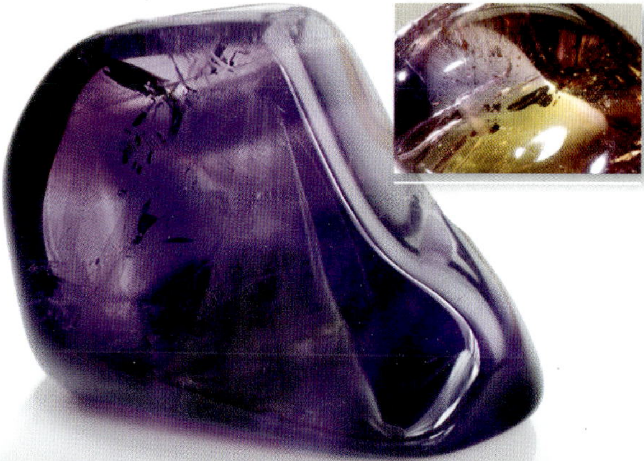

»Edel«-Schungit

Steinkohle

Ähnliche Minerale:
- Gagat (geringere D., brennbar)

H: 2½–3; D: 1,50–1,80; Farbe: anthrazitgrau bis schwarz; Transparenz: undurchsichtig; Glanz: Pech- bis Metallglanz; Spaltbarkeit: keine; Bruch: muschelig, sehr spröde; Strichfarbe: grauschwarz. **BESCHREIBUNG** Kompakte, derbe, kohlige Massen, die mit steigendem Kohlenstoffgehalt einen zunehmenden Glanz zeigen. Auffällig leicht, weich (mit dem Messer ritzbar) und warm in der Hand. Nicht brennbar. Leitet elektrischen Strom. **VORKOMMEN** Russland (Shunga-Gebiet). **STEINHEILKUNDE** »Edel«-Schungit hilft, Angst vor Verlust, sozialer Isolation und materiellem Schaden zu überwinden.

Gagat

Braunkohle

Ähnliche Minerale und Imitationen:
- Obsidian
- Onyx
- Schungit
- künstliche Produkte (Glas, Kunststoff)

H: 2½–4; D: 1,19–1,35; Farbe: schwarz: Transparenz: undurchsichtig; Glanz: Fettglanz; Spaltbarkeit: keine; Bruch: unregelmäßig, spröde; Strichfarbe: grau. **BESCHREIBUNG** Aggregate kompakt, derb, kohlig. Rohstücke meist mit gut erkennbarer holzkohleähnlicher Struktur. Brennbar. **VORKOMMEN** Frankreich, Großbritannien, Polen, Russland, USA (Utah). **STEINHEILKUNDE** Gagat hilft, Kummer, Trauer und Pessimismus zu überwinden und neue Zuversicht zu schöpfen.

Schungit

Steinkohle-Schiefer

Ähnliche Minerale:
- Gagat (geringere D., brennbar)
- Obsidian (Glasglanz)
- Onyx (größere H.)

H: 3–4; D: 1,80–2,40; Farbe: aschgrau, dunkelgrau (anthrazit) bis schwarz; Transparenz: undurchsichtig; Glanz: matt; Spaltbarkeit: keine; Bruch: muschelig; Strichfarbe: hellgrau. **BESCHREIBUNG** Tonschiefer-Gestein mit fein verteilter Steinkohle, oft mit goldgelben Pyrit-Einschlüssen. Nicht brennbar. Elektrischer Leiter. **VORKOMMEN** Russland (Shunga-Gebiet). **STEINHEILKUNDE** Schungit(-Schiefer) ermöglicht, alte Gewohnheiten und destruktive Gedanken loszulassen.

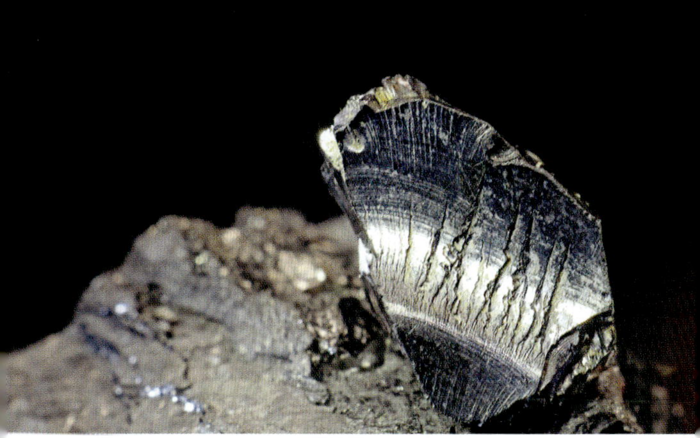
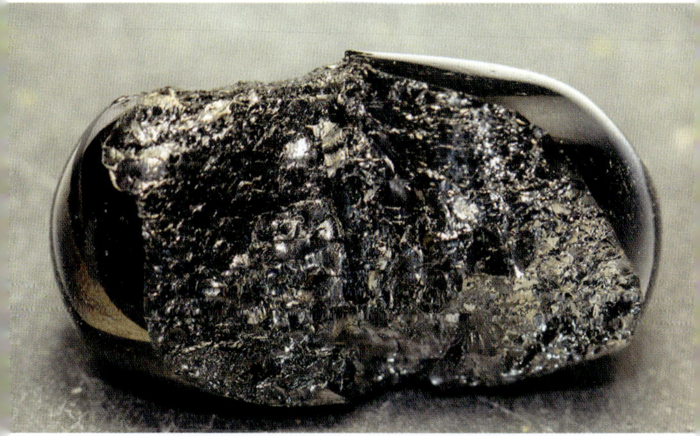
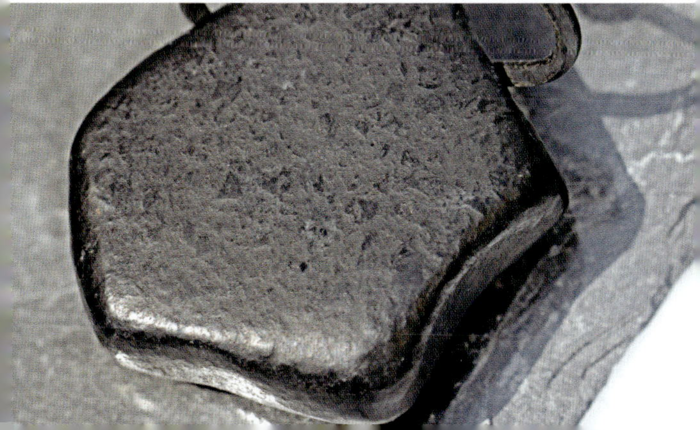

Obsidian
Vulkanglas

Ähnliche Minerale:
› natürlicher Onyx
› Schörl (Turmalin)
› schwarz gefärbter Achat
(alle größere H. und höhere D.)

H: 5–5½; D: 2,30–2,60; Farbe: schwarz (auch dunkelgrau, braun, grünlich, bläulich), kräftig rote, hellblaue und grüne Farben kommen in der Natur nicht vor; Transparenz: undurchsichtig bis durchscheinend; Glanz: Glasglanz; Spaltbarkeit: keine; Bruch: großmuschelig, scharfkantig, glasscherbenartig; Strichfarbe: weiß. **BESCHREIBUNG** Obsidian ist ein kieselsäurereiches, glasiges Vulkangestein ohne erkennbare Kristalle. Undurchsichtige Knollen aus schwarzem Obsidian werden Apachentränen genannt. Eine durchscheinende Varietät heißt »Rauchobsidian« (Abb. A), mit transparenten, lamellenartigen Streifen »Lamellenobsidian« (A, kleine Abb.). »Schneeflockenobsidian« (Abb. B) besitzt schneeflockenähnliche, hellgraue Einschlüsse, »Mahagoniobsidian« (B, kleine Abb.) braune Zonen und Bänder. Geschliffener »Regenbogenobsidian« (Abb. C) weist ein irisierendes Farbenspiel auf, meist in konzentrischen Ringen. »Goldobsidian« (Abb. D) und »Silberobsidian« zeigen einen goldenen beziehungsweise silbernen Schimmer. **VORKOMMEN** Weltweit, im Handel vor allem aus Mexiko (Mahagoni-, Silber-, Gold-, Regenbogen- und schwarzer Obsidian) und USA (Schneeflocken- und Rauchobsidian). **STEINHEILKUNDE** Obsidian fördert die Hellsichtigkeit und hilft, geistige Angriffe abzuwehren (Obsidianspiegel).

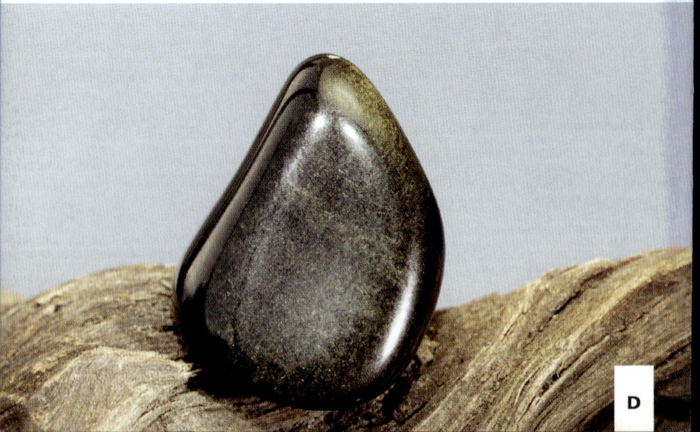

D

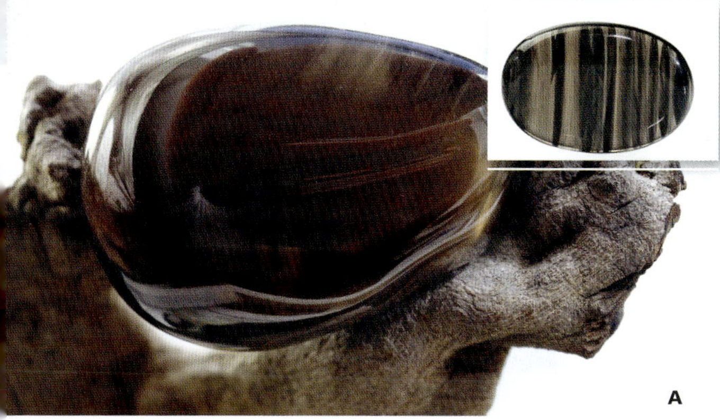
A

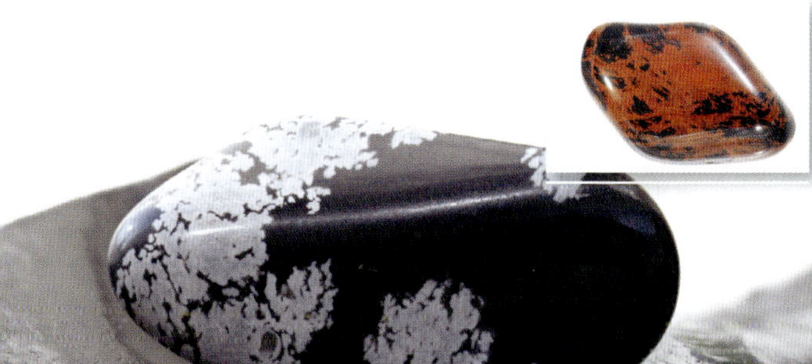
B

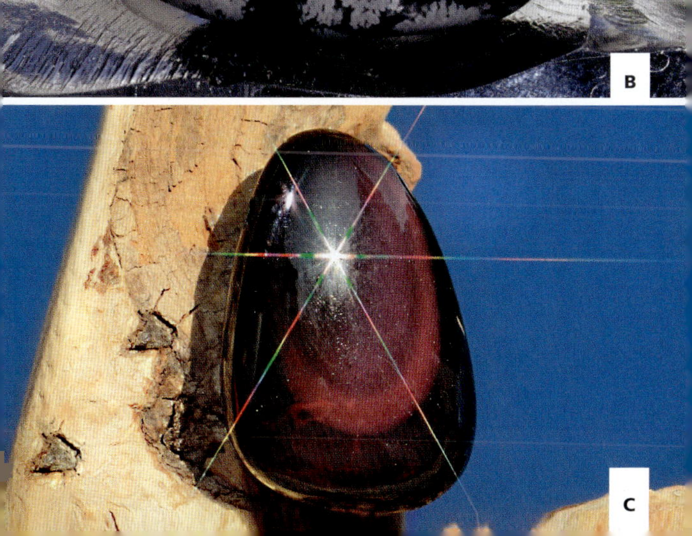
C

Schwarzopal (Edelopal)

SiO_2

Ähnliche Minerale und Imitationen:
- › gefärbter Weißopal
- › synthetischer Opal

H: 5½–6½; D: 1,95–2,25; Farbe: schwarz mit buntem Farbenspiel; Transparenz: durchscheinend bis undurchsichtig; Glanz: Glas- bis Fettglanz; Spaltbarkeit: keine; Bruch: muschelig, splittrig; Strichfarbe: weiß. **BESCHREIBUNG** Meist undurchsichtig, manchmal durchscheinend mit schwarzer Körperfarbe (kleine Abb.), immer mit bunten Lichtreflexen. **VORKOMMEN** U. a. in Äthiopien, Australien, Indonesien. **STEINHEILKUNDE** Schwarzer Edelopal fördert eine lebensbejahende Einstellung, auch in schwierigen Situationen. **WEITERE FARBVARIETÄTEN** des Minerals Opal auf S. 20, 24, 36, 80.

Hypersthen (Enstatit)

$(Mg,Fe)_2(Si_2O_6)$

Ähnliche Minerale:
- › Silberobsidian

H: 5½–6; D: 3,35–3,80; Farbe: braunschwarz mit silbrigem Flächenglanz; Transparenz: undurchsichtig; Glanz: Glasglanz; Spaltbarkeit: gut (unvollkommen); Bruch: uneben; Strichfarbe: weiß. **BESCHREIBUNG** Kristalle selten und eher gedrungen, Aggregate derb, körnig, blättrig. Im Handel immer mit charakteristischem, silbrig-bräunlichem Lichtschimmer. **VORKOMMEN** Kanada, Madagaskar. **STEINHEILKUNDE** Hypersthen fördert Dynamik und innerliche Ausgeglichenheit. **WEITERE FARBVARIETÄTEN** des Minerals Enstatit auf S. 42.

Gabbro

quarzarmes Tiefengestein

Ähnliche Gesteine:
- › Granit

H: 6; D: 2,5–3,3; Farbe: schwarz (auch mit weißen, grünen und braunen Bereichen); Transparenz: undurchsichtig; Glanz: Fett- oder Glasglanz; Spaltbarkeit: uneinheitlich; Bruch: uneben; Strichfarbe: keine. **BESCHREIBUNG** Tiefengestein aus Feldspat und z. B. Enstatit (Bronzit, Hypersthen). Schwarzer Gabbro mit kupferfarbenen Bronzit-Einsprenglingen wird Bronzit-Gabbro (kleine Abb.) genannt. **VORKOMMEN** Weltweit, u. a. in Madagaskar, Indien (Bronzit-Gabbro). **STEINHEILKUNDE** Gabbro stärkt die Selbstheilungskraft. Bronzit-Gabbro verbessert die Selbstwahrnehmung.

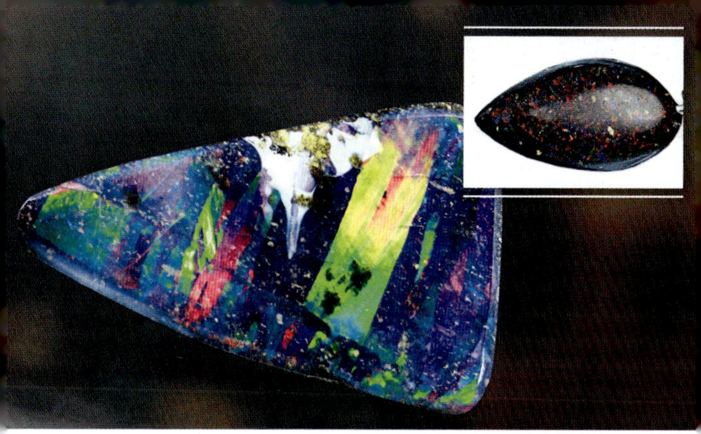

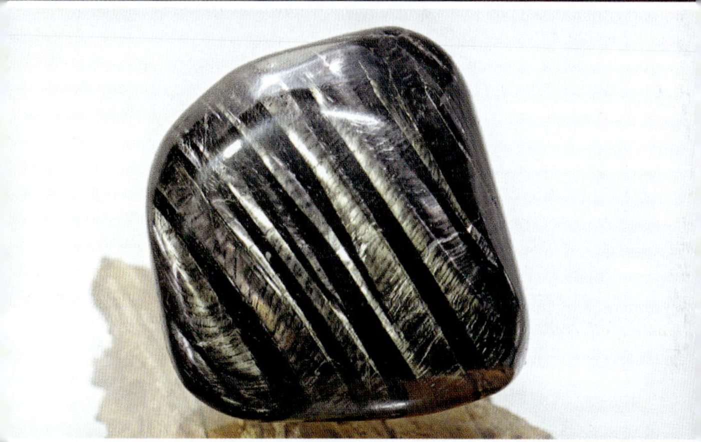

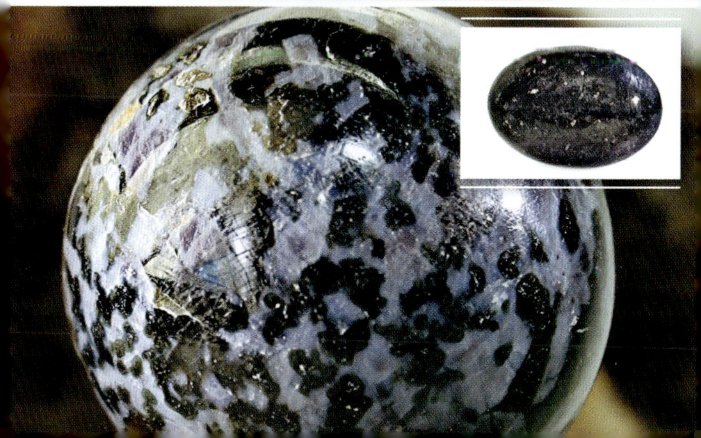

Basalt

quarzarmes Vulkangestein

Ähnliche Gesteine:
› Gabbro

H: 6; D: 2,5–3,3; Farbe: dunkelgrau bis bräunlich grau; Transparenz: undurchsichtig; Glanz: Fettglanz bis matt; Spaltbarkeit: uneinheitlich teilbar; Bruch: spröde, säulig; Strichfarbe: keine. **BESCHREIBUNG** Vulkangestein mit feinkörniger Grundmasse, oft mit Olivin- oder Magnetit-Einsprengseln und blasenartigen, mineralgefüllten Hohlräumen (»Regenbogen-Basalt«, kleine Abb.). **VORKOMMEN** Weltweit, u. a. in Deutschland, Schottland, Island, Indien, Namibia, Hawaii. **STEINHEILKUNDE** Basalt macht bodenständig, stärkt die innere Verbindung mit anderen Menschen und sich selbst und unterstützt so authentische Handlungsweisen.

Spektrolith (Labradorit)

$NaCa[AlSi_3O_8]_3$

Ähnliche Minerale:
› schwarzer Opal (andere Lichtreflexe)

H: 6; D: 2,69–2,72; Farbe: schwarz mit Flächenschiller in bunten Farben; Transparenz: durchscheinend bis undurchsichtig; Glanz: Glasglanz; Spaltbarkeit: sehr gut (vollkommen); Bruch: glatt, splittrig; Strichfarbe: weiß. **BESCHREIBUNG** Aggregate gesteinsbildend, spätig, mit mehrfarbigem Flächenschiller. Gelegentlich sind parallele Lamellen- oder Rissstrukturen erkennbar. **VORKOMMEN** Finnland, Indien, Kanada, Madagaskar. **STEINHEILKUNDE** Weißer Labradorit verbessert die Feinfühligkeit und Empfindungsfähigkeit. **WEITERE FARBVARIETÄTEN** des Minerals Labradorit auf S. 22.

Hämatit

Fe_2O_3

Ähnliche Minerale:
› Magnetit (Magnetismus beachten!)
› Manganerze (schwarze Strichfarbe)

H: 6–6½; D: 5,2–5,3; Farbe: eisengrau bis schwarz; Transparenz: undurchsichtig; Glanz: Metallglanz bis matt; Spaltbarkeit: keine; Bruch: muschelig, spröde; Strichfarbe: rotbraun. **BESCHREIBUNG** Kristalle blättrig, plattig mit sechseckigen Umrissen. Aggregate dicht, radialfaserig (Roter Glaskopf), rosettenartig (Eisenrosen) oder pulverig-erdig (Eisenocker). **VORKOMMEN** Weltweit, u. a. in Australien, Brasilien, Deutschland, England, Frankreich, Kanada, Südafrika. **STEINHEILKUNDE** Hämatit bringt Kraft, Ausdauer und Vitalität.

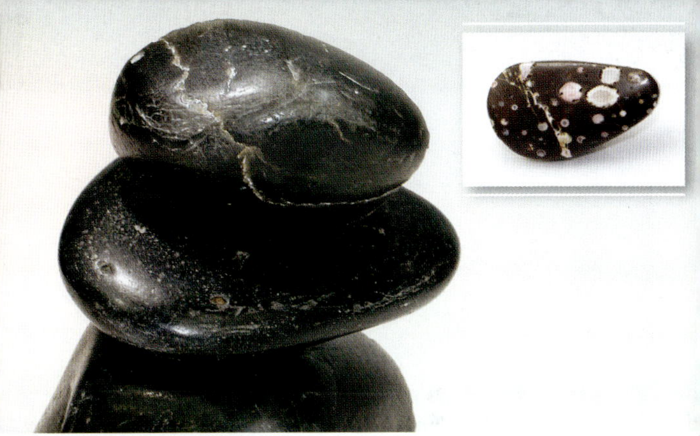
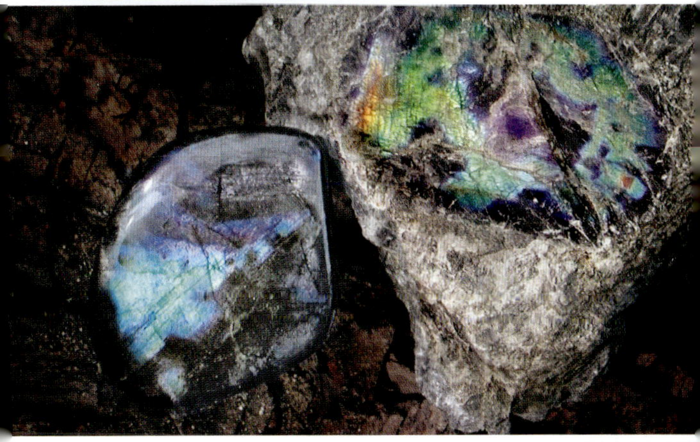
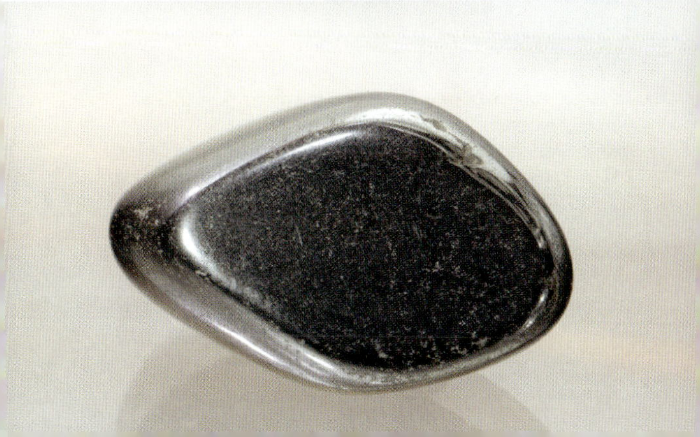

Onyx (Chalcedon)

SiO2 (+ Fe, Ti, Mn)

Ähnliche Minerale und Imitationen:
- schwarzer Diopsid
- schwarzer Obsidian
- Schörl
- gefärbter Achat

H: 6½–7; D: 2,58–2,64; Farbe: dunkelgrau bis schwarz (auch schwarz-weiß gebändert); Transparenz: durchscheinend bis undurchsichtig; Glanz: Glasglanz; Spaltbarkeit: keine; Bruch: muschelig, uneben; Strichfarbe: weiß. **BESCHREIBUNG** Aggregate knollig oder nierig-traubig, mitunter von weißen und rötlichen Quarzbändern durchzogen (»Sardonyx«, kleine Abb.). **VORKOMMEN** Brasilien, Indien, Südafrika. **STEINHEILKUNDE** Onyx fördert Selbstbewusstsein, Durchsetzungsvermögen und Verantwortungsgefühl. **WEITERE FARBVARIETÄTEN** des Minerals Chalcedon auf S. 36, 68, 80, 96, 114.

Falkenauge (Faserquarz)

SiO_2 (+ Fe)

Ähnliche Minerale:
- Quarz-Katzenauge

H: 6½–7; D: 2,64–2,71; Farbe: blaugrau bis blauschwarz; Transparenz: undurchsichtig; Glanz: Seidenglanz; Spaltbarkeit: keine; Bruch: faserig, muschelig; Strichfarbe: weiß. **BESCHREIBUNG** Aggregate mit faseriger Textur und seidigem Schimmer. Geschliffen mit typischer Lichtlinie (Katzenaugen-Effekt). Häufig Übergänge zu Tigerauge (kleine Abb.). **VORKOMMEN** Südafrika. **STEINHEILKUNDE** Falkenauge hilft, Distanz zu wahren, den Überblick zu behalten und Entscheidungsschwierigkeiten zu überwinden.

Rauchquarz (Kristallquarz)

SiO_2 (+ Al)

Ähnliche Minerale:
- Rauchobsidian (geringere D. und H.)
- Sanidin
- Skapolith

H: 7; D: 2,63–2,65; Farbe: rauchgrau bis schwarz; Transparenz: durchsichtig bis durchscheinend; Glanz: Glas- bis Fettglanz; Spaltbarkeit: keine; Bruch: muschelig; Strichfarbe: weiß. **BESCHREIBUNG** Kristalle mitunter flächenreich, sechsseitig, auch als Skelettquarze und Phantomquarze (vgl. Bergkristall S. 12). **VORKOMMEN** Im Alpenraum, Brasilien, Madagaskar, Namibia, Pakistan, Russland, USA. **STEINHEILKUNDE** Rauchquarz hilft bei Stress, baut Spannungen ab und verbessert die eigene Belastbarkeit. **WEITERE FARBVARIETÄTEN** des Minerals Quarz auf S. 12, 28, 52, 96.

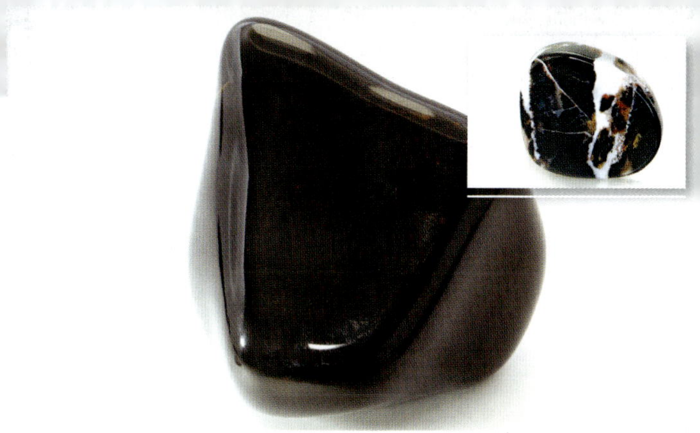

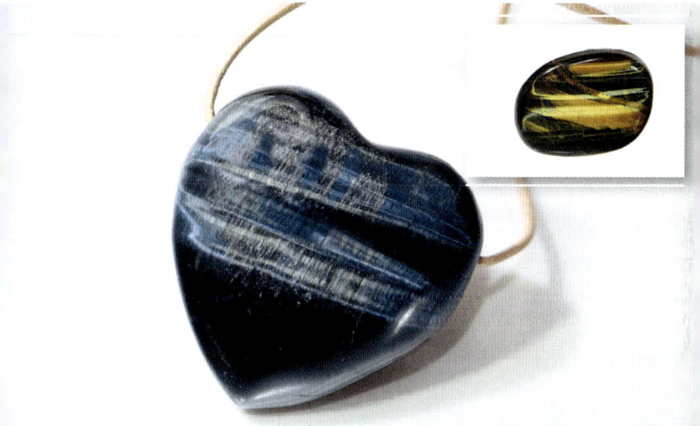

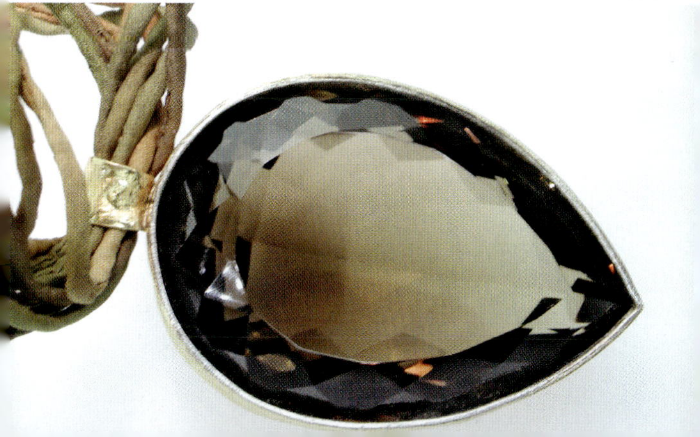

Schörl (Turmalin)

$NaFe_3Al_6[(OH,F)_4|(BO_3)_3|Si_6O_{18}]$

Ähnliche Minerale:
› schwarzer Obsidian
› Onyx (Chalcedon)
› schwarzer Spinell

H: 7–7½; D: 2,82–3,24; Farbe: schwarz; Transparenz: undurchsichtig; Glanz: Glas- bis Fettglanz; Spaltbarkeit: keine; Bruch: spröde, muschelig; Strichfarbe: weiß. **BESCHREIBUNG** Kristalle drei- oder sechseckig mit nach außen gewölbten, oft längsgerieften Seiten. **VORKOMMEN** Afghanistan, Alpenraum, Brasilien, Madagaskar, Nepal und Russland. **STEINHEILKUNDE** Hilft bei Belastung und Stress und schützt vor Strahlung.

Spinell

$Mg(Al_2O_4)$

Ähnliche Minerale:
› Onyx (Chalcedon)
› Schörl
(beide geringere H.)
› schwarzer Diamant
(größere H.)

H: 8; D: 3,55–3,63; Farbe: schwarz; Transparenz: undurchsichtig; Glanz: Glas- bis Diamantglanz; Spaltbarkeit: gut (unvollkommen); Bruch: uneben; Strichfarbe: keine. **BESCHREIBUNG** Kristalle oft rissig und von feinen grauen Fahnen und Adern durchzogen. **VORKOMMEN** Australien, Kambodscha, Thailand. **STEINHEILKUNDE** Schwarzer Spinell stärkt die Disziplin und fördert die Tatkraft. **WEITERE FARBVARIETÄTEN** des Minerals Spinell auf S. 32.

Diamant

C

Ähnliche Minerale und Imitationen:
› Schörl
› schwarzer Spinell
(beide geringere H.)
› künstliche Produkte
(synthetischer Moissanit)

H: 10; D: 3,47–3,54; Farbe: schwarz bis grau; Transparenz: durchscheinend bis undurchsichtig; Glanz: Diamantglanz; Spaltbarkeit: sehr gut (vollkommen); Bruch: splittrig; Strichfarbe: keine. **BESCHREIBUNG** Kristalle in Form von Würfeln und Doppelpyramiden selten. Meist spätige bis körnige Bruchstücke mit starkem Glanz. **VORKOMMEN** U. a. in Australien, Botswana, Brasilien, Indien, Kanada, Kongo, Namibia, Russland, Südafrika. **STEINHEILKUNDE** Schwarzer Diamant hilft, schädliche Einflüsse abzuwehren. **WEITERE FARBVARIETÄTEN** des Minerals Diamant auf S. 14.

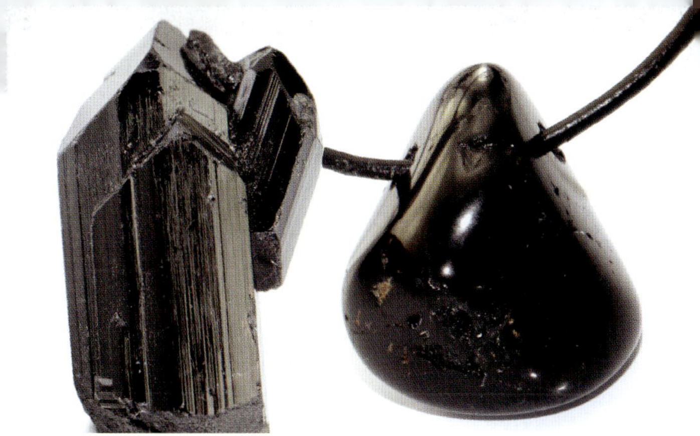

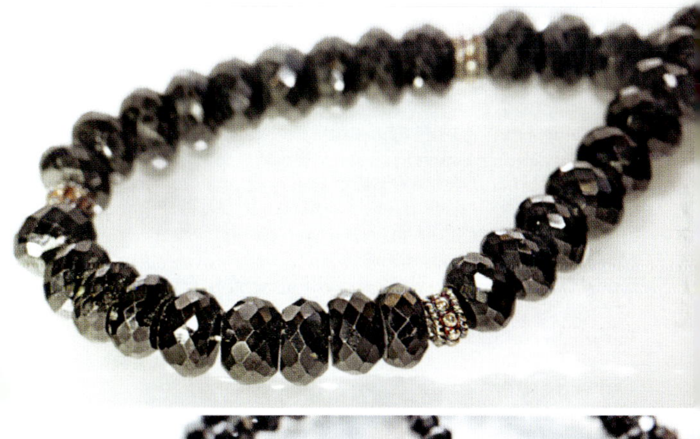

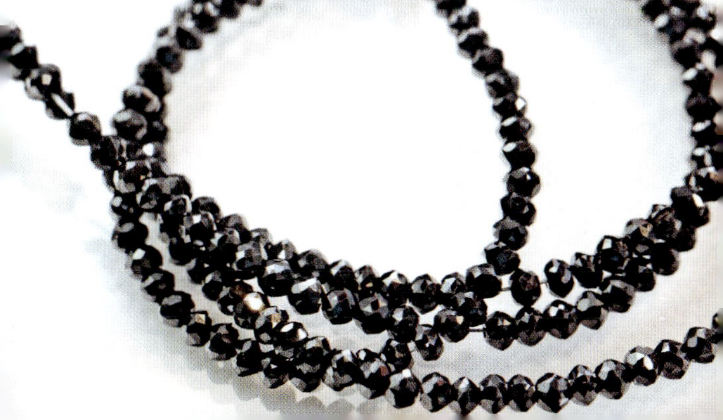

Astrophyllit-Syenit
quarzarmes Tiefengestein

Ähnliche Gesteine:
› Anthophyllit-Fels (zeigt ein deutlich anderes Farbenspiel)

H: uneinheitlich 2–6; D: 2,5–2,9; Farbe: braune Stängel und Garben in weißem Syenit-Gestein; Transparenz: durchscheinend bis undurchsichtig; Glanz: Metallglanz und Glas- bis Fettglanz; Spaltbarkeit: uneinheitlich; Bruch: splittrig, spätig; Strichfarbe: weiß. **BESCHREIBUNG** Körniges, kristallines Gemenge von dunklen und hellen Mineralen mit eingelagerten Stängeln und Garben aus bronzefarbenem, metallisch glänzendem Astrophyllit. **VORKOMMEN** Russland. **STEINHEILKUNDE** Astrophyllit-Syenit lindert Menstruations- und Wechseljahresbeschwerden.

Azurit-Granit (K2)
quarzreiches Tiefengestein

Ähnliche Gesteine:
› Sodalith-Syenit

H: uneinheitlich 2–7; D: 2,3–2,8; Farbe: weiß-schwarz gesprenkelt mit blauen Flecken; Transparenz: durchscheinend bis undurchsichtig; Glanz: Glasglanz bis matt; Spaltbarkeit: uneinheitlich; Bruch: körnig; Strichfarbe: hellblau (Azurit), ansonsten weiß. **BESCHREIBUNG** Mittel- bis grobkörniges, kristallines Gemenge von dunklen und hellen Mineralen mit blauen Punkten und Flecken von Azurit (S. 84). **VORKOMMEN** Pakistan. **STEINHEILKUNDE** Azurit-Granit hilft, Kraft und Stärke aus Erfahrungen, Herkunft und den Wurzeln der Tradition zu schöpfen.

Chrysanthemenstein (Kalkstein)
$CaCO_3$ (Calcit) + $SrSO_4$ (Coelestin)

Ähnliche Gesteine:
› Blütenporphyr (deutlich härter)

H: 3; D: 2,70–2,80; Farbe: schwarz mit weißen Einschlüssen; Transparenz: undurchsichtig; Glanz: Glasglanz bis matt; Spaltbarkeit: uneinheitlich; Bruch: muschelig; Strichfarbe: grau. **BESCHREIBUNG** Gestein aus schwarzem Calcit (Kalkstein) und weißen, radialstrahligen Coelestin- oder Calcit-Kristallen. **VORKOMMEN** China. **STEINHEILKUNDE** Chrysanthemenstein wirkt emotional stabilisierend und unterstützt eine positive Lebenshaltung. **WEITERE VARIETÄTEN** des Minerals Calcit auf S. 10, 16, 24, 34, 38, 48, 78.

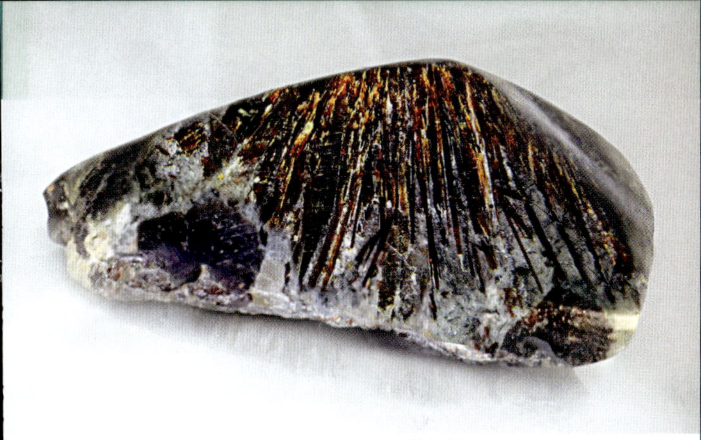

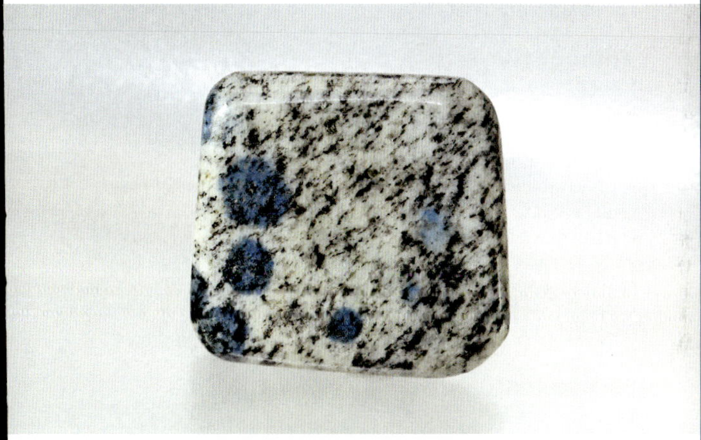

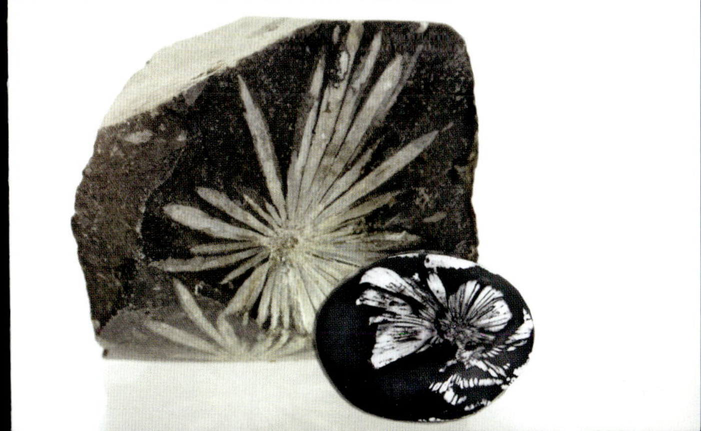

Blütenporphyr

quarzreiches Vulkangestein

Ähnliche Gesteine:
› Brekzienjaspis (S. 118)

H: uneinheitlich 5–6; D: 3,0–3,3; Farbe: grau bis graugrün; Transparenz: undurchsichtig; Glanz: Glasglanz; Spaltbarkeit: uneinheitlich; Bruch: uneben; Strichfarbe: weiß. **BESCHREIBUNG** Vulkangestein (Andesit) mit feinkörniger Matrix und weißen oder grünlichen, an Blüten oder runenähnliche Schriftzeichen erinnernden Kristallen. **VORKOMMEN** Griechenland, Peru, Mexiko, USA (Kalifornien). **STEINHEILKUNDE** Blütenporphyr regt an, eigene Ideen reifen zu lassen und bedachtsam, aber zielstrebig umzusetzen.

Anthophyllit-Fels

anthophyllithaltiges Gestein

Ähnliche Minerale:
› Astrophyllit-Syenit (zeigt ein deutlich anderes Farbenspiel)

H: 5½–6; D: 2,80–3,50; Farbe: schwarz, braun, bläulich irisierend; Transparenz: undurchsichtig; Glanz: Glas- bis Seidenglanz; Spaltbarkeit: uneinheitlich; Bruch: uneinheitlich; Strichfarbe: weiß. **BESCHREIBUNG** Gestein, bestehend aus körnigem farblosem Cordierit, braunem Staurolith und faserig-stängeligem Anthophyllit mit metallisch bläulich-gelblich irisierendem Farbenspiel. **VORKOMMEN** China, Schweden. **STEINHEILKUNDE** Anthophyllit-Fels baut Stress und Leistungsdruck ab und hilft, die eigenen Interessen zu vertreten.

Blue Spot Stone/Llianit

Rhyolith-Gestein

Ähnliche Gesteine:
› andere Rhyolithe

H: uneinheitlich 5½–7; D: 2,64–2,71; Farbe: vielfarbig; Transparenz: undurchsichtig bis partiell durchscheinend; Glanz: Glasglanz; Spaltbarkeit: keine; Bruch: uneinheitlich; Strichfarbe: weiß. **BESCHREIBUNG** Quarzreiches Vulkangestein (Rhyolith) mit großen, rötlichen Feldspatkristallen und bläulich schimmerndem Quarz. **VORKOMMEN** Australien, Brasilien, England, Mexiko, USA. **STEINHEILKUNDE** Blue Spot Stone/Llianit hilft, Dinge so zu sehen, wie sie sind, und sich anzunehmen, wie man ist.

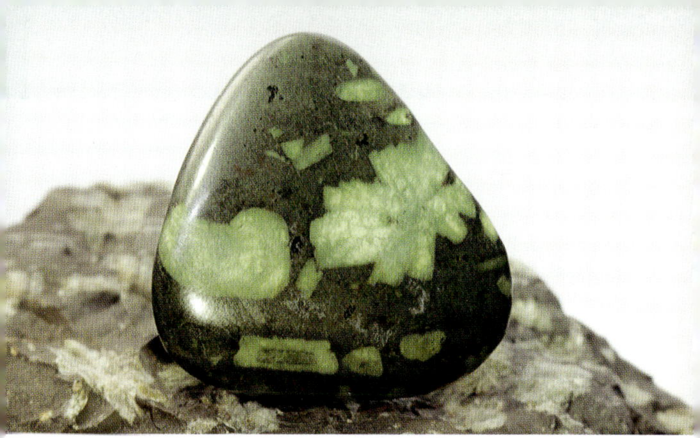
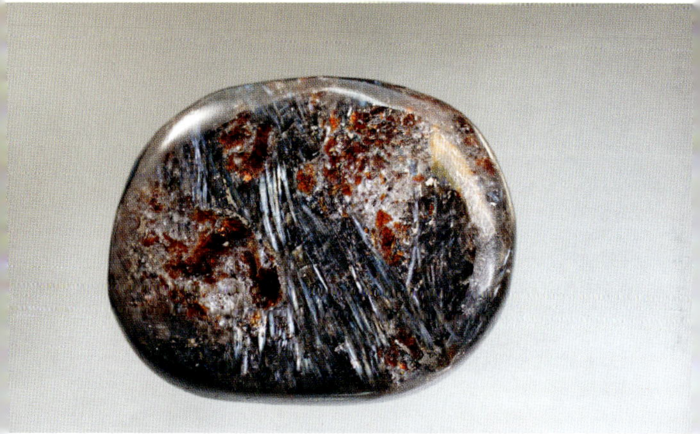
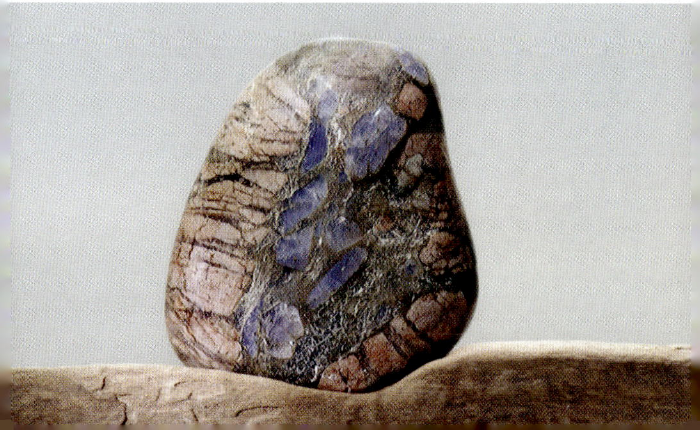

Buntfeldspat

$KNa[AlSi_3O_8]_2$

Ähnliche Gesteine:
- Buntchalcedon
- Buntjaspis
- Variscit

H: 6–6½; D: 2,55–2,62; Farbe: rotbraun und grün; Transparenz: durchscheinend bis undurchsichtig; Glanz: Glasglanz; Spaltbarkeit: sehr gut (vollkommen); Bruch: spätig, uneben; Strichfarbe: weiß. **BESCHREIBUNG** Gemenge verschiedener Vertreter der Feldspatgruppe, vor allem rötlicher Orthoklas und grünlicher Amazonit. **VORKOMMEN** Madagaskar. **STEINHEILKUNDE** Buntfeldspat bringt Offenheit, Weite und eine gute Wahrnehmung.

Dalmatinerstein

Aplit-Granit

Ähnliche Gesteine:
- keine

H: uneinheitlich 6–7; D: 2,66–2,76; Farbe: schwarz-weiß gesprenkelt; Transparenz: undurchsichtig; Glanz: Glasglanz bis matt; Spaltbarkeit: keine; Bruch: uneben bis körnig; Strichfarbe: weiß. **BESCHREIBUNG** Granitähnliches Ganggestein, bestehend aus körnigem, hellem Quarz und Kalifeldspat mit schwarzen Punkten von Aegirin, dessen Musterung der von Dalmatinerhunden ähnelt. **VORKOMMEN** Mexiko. **STEINHEILKUNDE** Dalmatinerstein regt an, Ideen und Vorhaben gründlich zu durchdenken und tatkräftig zu realisieren.

Ozean-Chalcedon

SiO_2

Ähnliche Gesteine:
- Achat (Achat-Bänderung beachten)
- Rhyolith-Gesteine

H: 6½–7; D: 2,58–2,64; Farbe: weiß, grün, braun, gelb und/oder bläulich, rötlich; Transparenz: durchscheinend bis undurchsichtig; Glanz: Glasglanz; Spaltbarkeit: keine; Bruch: muschelig, uneben; Strichfarbe: weiß. **BESCHREIBUNG** Aggregat radialstrahlig oder sphärolithisch (aus Kügelchen aufgebaut), oft mit achatartigen Bänderungen. **VORKOMMEN** Australien, Brasilien und Madagaskar. **STEINHEILKUNDE** Ozean-Chalcedon bringt Erneuerung, Regeneration und gesunden Schlaf. **WEITERE FARBVARIETÄTEN** des Minerals Chalcedon auf S. 36, 68, 80, 96, 106.

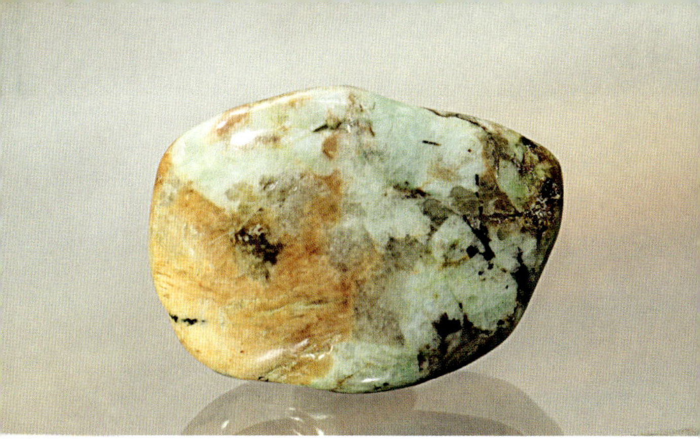

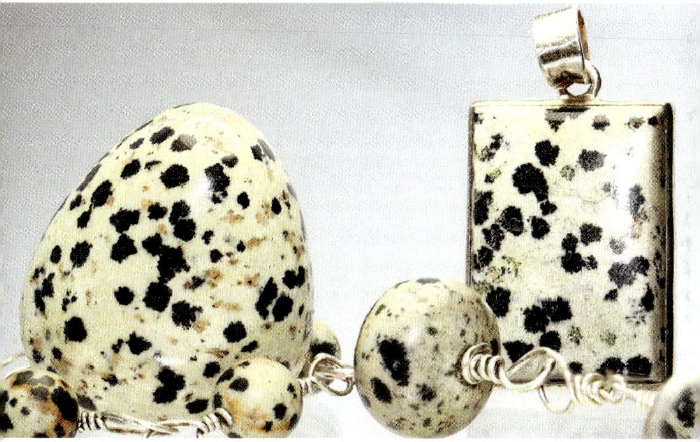

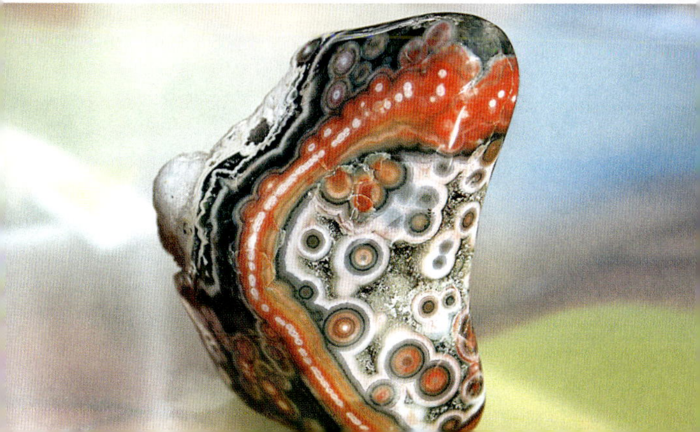

Achat (mikrokristalliner Quarz)

SiO_2 (+ Cr, Fe, Mn, Ni)

Ähnliche Minerale:
- › gebänderter Aragonit-Calcit
- › gestreifter Dolomit (beide geringere H.)
- › (Meta-)Rhyolithe

H: 6½–7; D: 2,60–2,70; Farbe: alle Farben (auch hellblau), oft mehrfarbig gebändert (häufig gefärbt in Pink, Grasgrün, Rotbraun und Schwarz); Transparenz: durchscheinend; Glanz: Glas- bis Fettglanz; Spaltbarkeit: keine; Bruch: muschelig; Strichfarbe: weiß. **BESCHREIBUNG** Achat bildet Hohlraumfüllungen und Knollen aus winzigen Quarzkriställchen, die mit bloßem Auge nicht erkennbar (mikrokristallin) sind. Charakteristisch ist die Lagenstruktur mit durchscheinenden Bändern aus Chalcedon und Kristallquarz, z. T. auch mit Anteilen von Opal und Jaspis und bizarrer Zeichnung (»Lace-Achat«, Abb. A). Weißer Achat trägt den Handelsnamen »Friedensachat«. »Augenachat« (Abb. B) ist ein Achat mit konzentrischen, kreisrunden oder augenähnlichen Zeichnungen. »Wasserachat« (Enhydro) (Abb. C) besitzt wassergefüllte Hohlräume. »Botswana-Achat« (Abb. D) ist ein grauer bis brauner Achat mit ausgeprägter Lagenstruktur. **VORKOMMEN** Weltweit, wichtige Fundstellen in Australien, Botswana (Botswana-Achat), Brasilien, Deutschland, Indien, Mexiko (Lace-Achat), Uruguay und den USA. **STEINHEILKUNDE** Achat vermittelt Geborgenheit und seelische Stabilität, fördert Wachstum und Regeneration und gilt als Schwangerschafts-Schutzstein für Mutter und Kind.

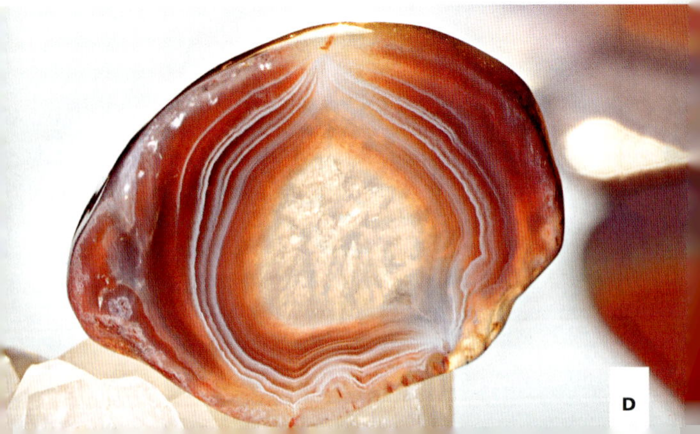

D

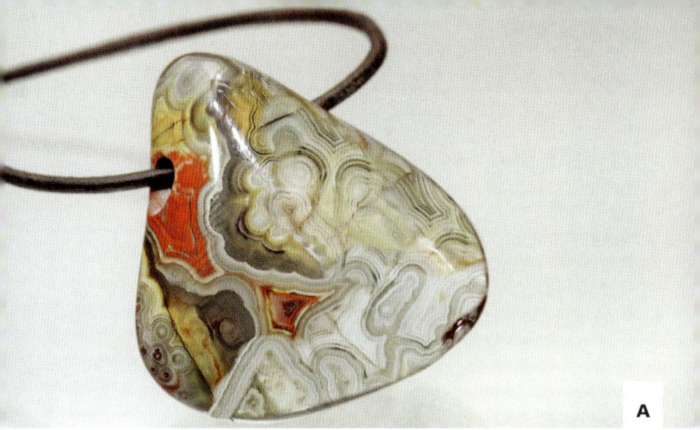
A

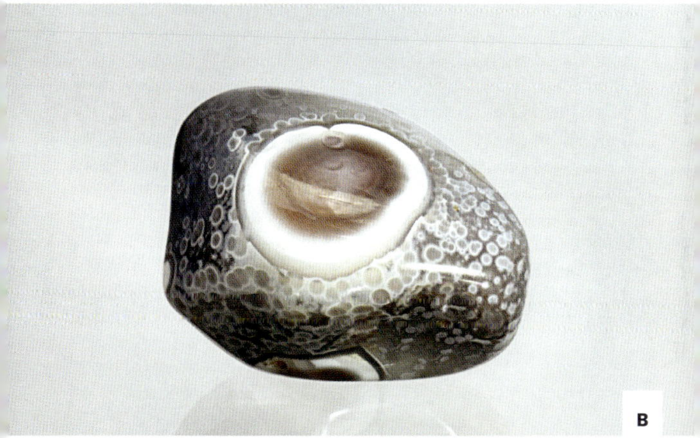
B

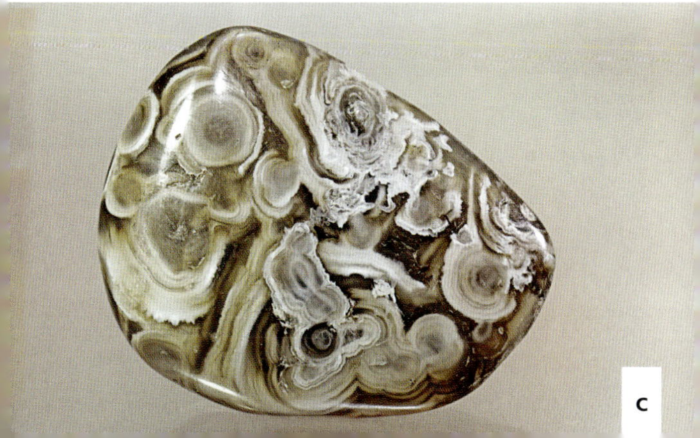
C

Jaspis (mikrokristalliner Quarz)

SiO_2 (+ Cr, Fe, Mn, Ni)

Ähnliche Minerale:
- › Kalkstein
- › Chalcedon

H: 6½–7; D: 2,61–2,91; Farbe: alle Farben (auch Gelb, Rot); Transparenz: undurchsichtig; Glanz: Glas- bis Fettglanz; Spaltbarkeit: keine; Bruch: splittrig, muschelig; Strichfarbe: weiß. **BESCHREIBUNG** Aggregate aus undurchsichtigem, mikrokristallinem Quarz in körnig-dichter, knolliger oder lagiger Form. Ungleichmäßig verteilte Beimengungen von färbenden Elementen und Mineralstoffen führen zu einer enormen Vielfalt an Farben und Mustern, die sich in einer unüberschaubaren Zahl von verschiedenen Handelsnamen niederschlägt. Hier eine Auswahl: Braun-grauer Jaspis mit abstrakter Zeichnung wird »Bilderjaspis« genannt. »Cappuccino-Jaspis« (Abb. A) ist beige-braun gemasert. »Landschaftsjaspis« (Abb. B) zeigt sandfarbene Zeichnungen, die an Wüstenlandschaften erinnern. »Buntjaspis« enthält Anteile von rotem, gelbem und grünem Jaspis. Zertrümmerter Jaspis, der durch Quarz neu verkittet wurde, heißt »Brekzienjaspis« (Abb. C). »Popjaspis« (Abb. D) ist bunt gefleckt, »Regenbogenjaspis« bunt gebändert. Ihnen allen gemeinsam ist, dass sie undurchsichtig sind und aus Quarz bestehen. Vor allem neue, unbekannte Gesteine werden im Handel bevorzugt als Jaspis benannt. **VORKOMMEN** Weltweit, u. a. in Australien (Schlangenhautjaspis), Brasilien (Cappuccino-Jaspis), Südafrika, USA (Landschaftsjaspis), Madagaskar, Indien (Buntjaspis). **STEINHEILKUNDE** Jaspis ist generell ein kräftiger, stärkender und festigender Stein, der Stabilität und Tatkraft bringt. **WEITERE FARBVARIETÄTEN** des Jaspis auf S. 30, 50.

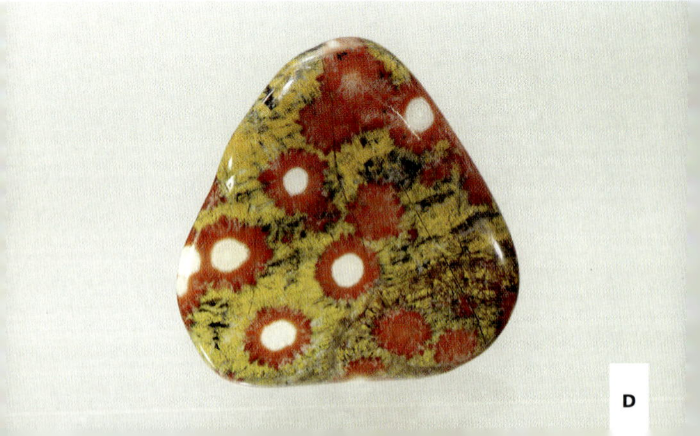

D

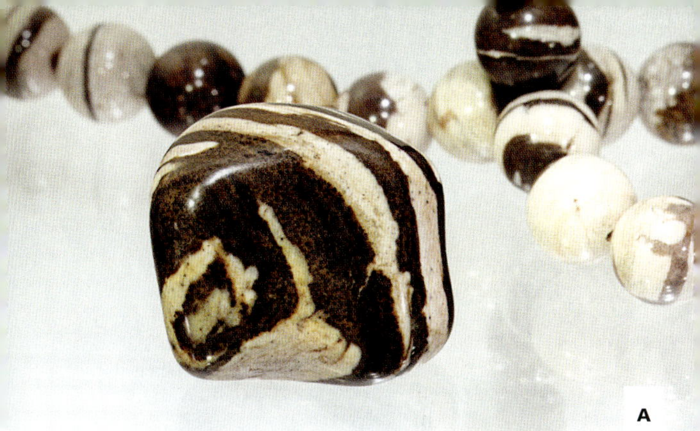

A

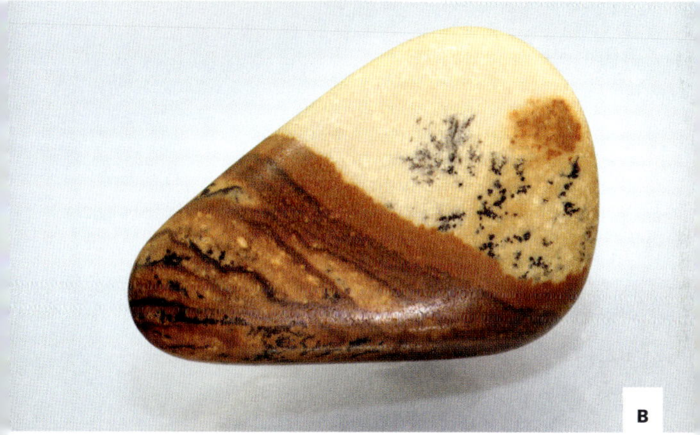

B

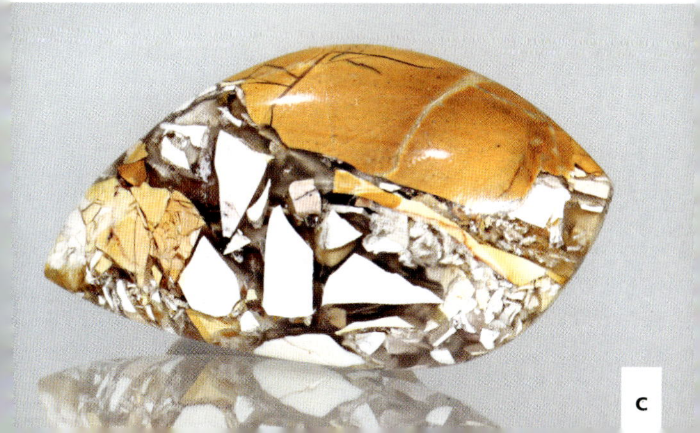

C

Mookait (Radiolarit)

SiO_2 (+ Fe, Mn)

Ähnliche Gesteine:
› Jaspis

H: 6½–7; D: 2,65–2,91; Farbe: rot, gelb, rotbraun; Transparenz: undurchsichtig, z. T. durchscheinend; Glanz: Glas- bis Fettglanz; Spaltbarkeit: keine; Bruch: muschelig, rau, uneben; Strichfarbe: weiß. **BESCHREIBUNG** Quarzgestein mit feinkörnig-dichter Struktur und bunten, ineinanderfließenden Farben. Entstanden aus den Kieselskeletten abgestorbener Algen. **VORKOMMEN** Australien. **STEINHEILKUNDE** Mookait macht flexibel, bringt viele Ideen und regt an, neue Erfahrungen zu machen.

Tigereisen (Itabirit)

SiO_2 (Jaspis, Tigerauge), Fe_2O_3 (Hämatit)

Ähnliche Gesteine:
› Pietersit

H: 6½–7; D: 3,40–4,60; Farbe: dunkelgrau/gelbbraun/rot bis gelb gebändert; Transparenz: undurchsichtig; Glanz: uneinheitlich; Spaltbarkeit: keine; Bruch: uneben; Strichfarbe: weiß. **BESCHREIBUNG** Gestein mit gefalteten Lagen aus metallisch grauem Hämatit, gelbbraunem Tigerauge und rotem oder gelbem Jaspis. **VORKOMMEN** Australien, Brasilien, USA. **STEINHEILKUNDE** Tigereisen wirkt schnell gegen Müdigkeit und Erschöpfung.

Pietersit (Faserquarz)

SiO_2 (+ Fe)

Ähnliche Gesteine:
› Tigereisen

H: 7; D: 2,64–2,71; Farbe: vielfarbig blau, grau, rötlich, gelb; Transparenz: partiell durchscheinend bis undurchsichtig; Glanz: Seiden- bis Glasglanz; Spaltbarkeit: keine; Bruch: muschelig, splittrig; Strichfarbe: weiß. **BESCHREIBUNG** Trümmerstücke von blauschwarzem Falkenauge und/oder gelbbraunem Tigerauge, eingebettet in farblosen Quarz. **VORKOMMEN** China, Namibia. **STEINHEILKUNDE** Pietersit gibt innere Stabilität bei schnellen und stürmischen Veränderungen im Leben.

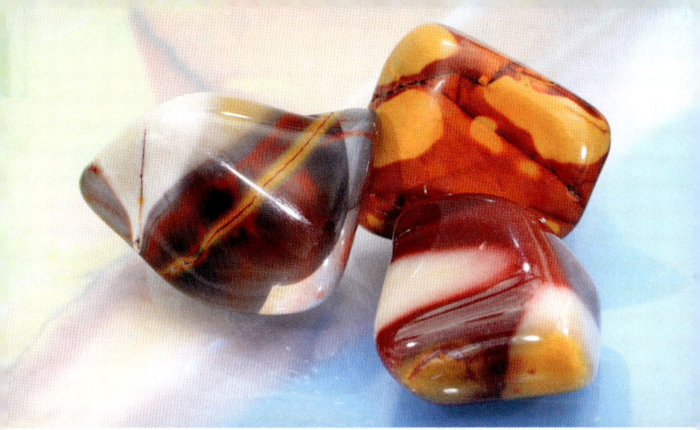
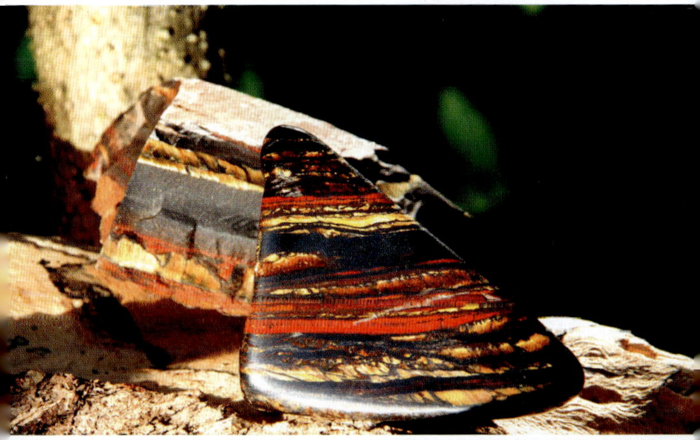
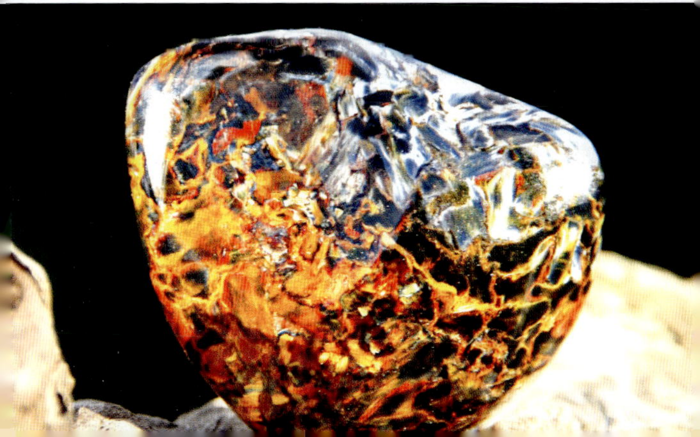

Register

Register

Bildnachweis/Impressum

Umschlaggestaltung von Walter Typografie & Grafik GmbH, unter Verwendung eines Farbfotos von Karola Sieber (Achat).

Mit 232 Farbfotos von Makrogalerie, Karola Sieber (www.makrogalerie.de).

FSC www.fsc.org MIX Papier aus verantwortungsvollen Quellen FSC® C015829

Gedruckt auf chlorfrei gebleichtem Papier

ISBN 978-3-440-14991-1
Projektleitung: Carsten Vetter
Redaktion, Bildredaktion und Satz: Barbara Kiesewetter, Redaktionsbüro, München
Gestaltungskonzept: Peter Schmid Group GmbH, Hamburg
Produktion: Markus Schärtlein
Printed in Italy / Imprimé en Italie

Die Anwendung von Heilsteinen

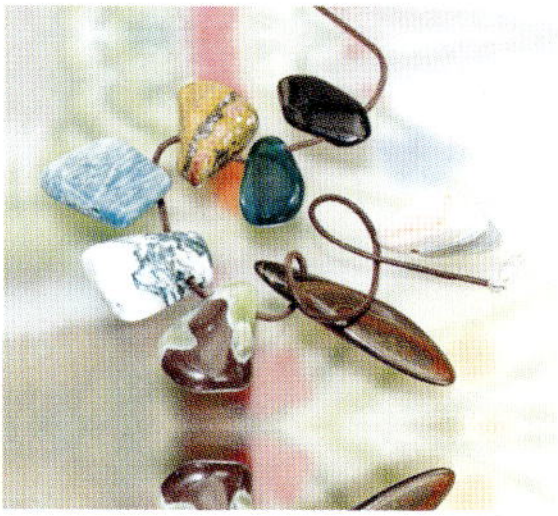

TRAGEN
Als Schmuck oder in der Hosentasche getragen entfalten Heilsteine mühelos und auf unauffällige Weise ihre energetische Wirkung.

AUFLEGEN
Gut geeignet sind rund geschliffene Steine mit einer flachen Seite, die am Körper anliegt. Allein durch die Körpernähe entwickelt der Stein seine Wirkungen.

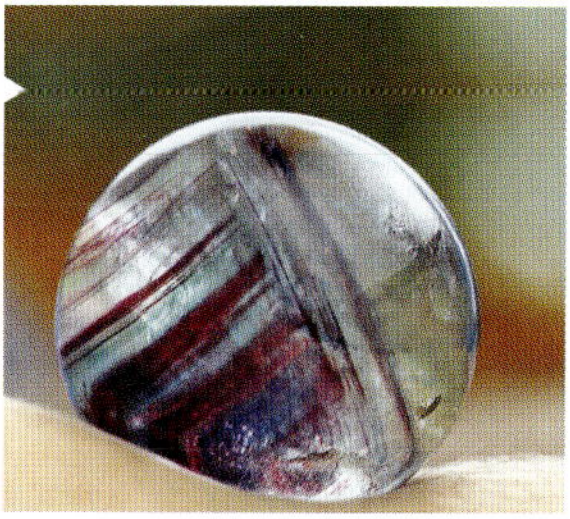

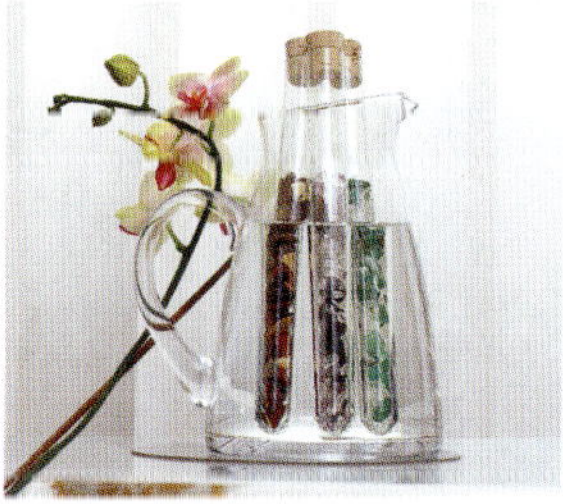

EDELSTEINWASSER
Entweder den Edelstein direkt ins Trinkwasser legen oder in ein Glasröhrchen geben und so das Trinkwasser energetisieren. Trinken Sie so viel und so oft von diesem Wasser, wie Sie mögen.

EDELSTEINESSENZEN UND -ÖLE
Mit gekauften oder selbst gemachten Edelsteinessenzen oder -ölen kann man die konzentrierte Wirkung von Heilsteinen zu jeder Zeit und an jedem Ort genießen.

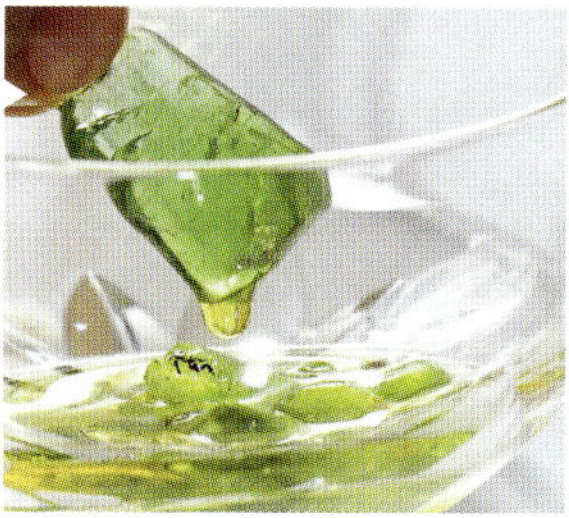